颈腰背痛攻略

主审　袁文

主编　陈华江　张颖

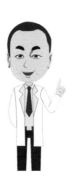

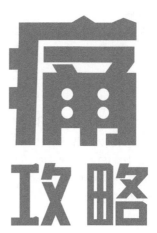

上海科学技术出版社

图书在版编目（ＣＩＰ）数据

颈腰背痛攻略 / 陈华江，张颖主编. -- 上海 ：上海科学技术出版社，2022.11（2025.1重印）
ISBN 978-7-5478-5501-0

Ⅰ．①颈… Ⅱ．①陈… ②张… Ⅲ．①颈肩痛－诊疗②腰腿痛－诊疗③背痛－诊疗 Ⅳ．①R681.5

中国版本图书馆CIP数据核字(2021)第195667号

本书出版受 2019 年度上海市科学技术委员会健康科普项目（19DZ2340600）、2021 年度上海市健康科普专项计划项目（JKKPZX-2021-A02）、2022 年度国防科技战略先导计划项目（22-ZLXD-02-02-03-007-01）资助。

颈腰背痛攻略
主审 袁 文
主编 陈华江 张 颖

上海世纪出版（集团）有限公司
上海 科 学 技 术 出 版 社　出版、发行
（上海市闵行区号景路 159 弄 A 座 9F-10F）
邮政编码 201101　www.sstp.cn
上海新华印刷有限公司
开本 787×1092　1/16　印张 14.5
字数：245 千字
2022 年 11 月第 1 版　2025 年 1 月第 5 次印刷
ISBN 978-7-5478-5501-0/R·2392
定价：58.00 元

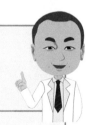

内容提要

　　颈腰背痛是世界卫生组织"全球疾病负担研究"和"中国疾病负担报告"统计的重要致残原因。据估计，超过 80% 的人一生中有过颈腰背痛的经历，其中超过 15% 的人患病严重，需要住院治疗才能得以缓解。

　　颈腰背痛从早期出现单纯疼痛症状，到发展成为严重的、需手术干预的脊柱疾病，其间可能有数年甚至数十年的病程。如能在这一阶段加以干预，大多数患者可以停留在不手术的阶段，60% 的初发患者经过系统治疗后可以终身不复发。

　　这个现实问题催生了本书的诞生。在 2 年的不懈努力下，海军军医大学第二附属医院（以下简称"上海长征医院"）骨科科普团队从对"疼痛"一词的解释开始，从疾病原理、早期表现、生活习惯改善、支具护具，到怎么做检查、什么时候手术，再到手术怎么做、术后怎么康复，通过 60 余篇短文，配以生动有趣的插画，较为完整地介绍了从颈腰背痛开始，脊柱疾病自然发展，直到需要手术干预的全过程，旨在让颈腰背痛患者能够尽早对疾病建立科学认识，通过改善生活习惯、早期预防，减缓甚至阻断疾病进展，达到"治未病"和院前防治的目的。

主审

袁　文

主编

陈华江　张　颖

编委（以姓氏笔画为序）

王　晨	上海长征医院骨科	祁　敏	上海长征医院骨科
王云浩	上海长征医院骨科	祁　伟	中国人民解放军第
王占超	上海长征医院骨科		三五九医院骨科
王守立	浙江省台州医院骨科	孙　斌	上海长征医院骨科
王建喜	上海长征医院骨科	李　波	甘肃省人民医院骨与软
王朝阳	中国人民解放军陆军第		组织肿瘤科
	七十二集团军医院骨科	李　峻	上海长征医院康复科
王新伟	上海长征医院骨科	李新岭	吉林长春骨伤医院脊柱科
双　峰	解放军联勤保障部队第	杨　晨	上海长征医院骨科
	908 医院骨科	肖强强	上海长征医院骨科
石长贵	上海长征医院骨科	吴卉乔	上海长征医院骨科
田　野	上海长征医院骨科	吴晓东	上海长征医院骨科
朱加亮	中国人民解放军总医院第	余文超	上海长征医院骨科
	四医学中心骨科医学部	沈晓龙	上海长征医院骨科
刘　刚	上海长征医院骨科	宋迪煜	中国人民解放军火箭军
刘　洋	上海长征医院骨科		特色医学中心骨科
江鹤群	中国人民解放军联勤保障	张　竞	上海交通大学医学院附
	部队第九〇〇医院麻醉科		属新华医院

张　涛　上海交通大学医学院附属第六人民医院骨科

张一宁　上海长征医院骨科

张文宇　上海长征医院骨科

张依爵　上海交通大学医学院附属仁济医院麻醉科

张荣程　上海长征医院骨科

陈　宇　上海长征医院骨科

陈元元　上海交通大学医学院附属第六人民医院骨科

陈旭琼　中国人民解放军南部战区总医院骨科

陈克屹　上海长征医院骨科

林秋水　上海长海医院骨科

岳智浩　上海长征医院骨科

周　晖　上海长征医院骨科

周　捷　上海长征医院骨科

周宏玉　上海长征医院骨科

周秋芳　上海长征医院骨科

郑根江　上海长征医院骨科

赵洪波　上海交通大学医学院附属第九人民医院放射科

赵越超　上海长征医院骨科

胡　博　上海长征医院骨科

胡津铨　上海长征医院骨科

施玉华　上海市科技创业中心

姜　松　上海长征医院影像科

袁　文　上海长征医院骨科

顾一飞　上海长征医院骨科

徐　辰　上海长征医院骨科

徐　增　上海长征医院骨科

徐盛明　上海中医药大学附属曙光医院

高维涛　北京朝阳中西医结合急诊抢救医院骨科

黄　迟　上海长征医院骨科

曹　鹏　上海长征医院骨科

梁　磊　上海长征医院骨科

董敏杰　上海长征医院骨科

傅海龙　上海长征医院麻醉科

温　莉　福建中医药大学附属人民医院麻醉科

窦一博　上海长征医院骨科

臧法智　上海长征医院骨科

裴铁铮　上海长征医院骨科

黎　翔　上海酢浆草文化传媒有限公司

魏磊鑫　上海长征医院骨科

插画

薛雨薇

袁文

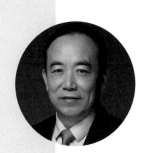

主任医师，教授，博士研究生导师，上海长征医院骨科医院名誉院长，上海市政协委员，享受国务院政府特殊津贴及军队优秀专业技术人才岗位津贴。

任上海市医师协会骨科医师分会会长、中华医学会骨科学分会第十届副主任委员、中国医师协会骨科医师分会第十届副会长、中国医师协会骨科医师分会第五届委员会委员、中国康复医学会脊柱脊髓专业委员会副主任委员、中华医学会骨科学分会委员、上海市医学会骨科专科分会第十届主任委员及外科专科分会副主任委员、AO Spine 中国理事会前主席、国际 AO 会员学会（AOAA）会员、全美颈椎外科研究学会（CSRS）会员、中国医师协会骨科医师分会颈椎专业委员会主任委员、中国康复医学会脊柱脊髓专业委员会颈椎外科研究学组组长、全军骨科专业委员会脊柱外科学组组长等职。任《国际骨科学杂志》《中国脊柱脊髓杂志》副主编，《中华骨科杂志》《脊柱外科杂志》《中国矫形外科杂志》《中华骨与关节外科杂志》常务编委等职。

获上海市卫生系统"银蛇奖"、"百名跨世纪优秀学科带头人"培养计划、上海市卫生系统先进工作者并行政记大功、卫生部"吴阶平医学研究奖"、军队院校"育才奖"银奖、总后优秀中青年技术专家、上海市医学发展杰出贡献奖等荣誉。

获国家科技进步奖二等奖 3 项，军队医疗成果一等奖 1 项，军队技术进步奖一等奖 1 项，军队科学技术进步奖二、三等奖 10 项，荣立二等功 1 次、三等功 1 次。获上海市医学科技一等奖 1 项，上海市科技进步奖一等奖 1 项。承担国家"十一五"及 211 重点课题、国家自然科学基金项目、上海市卫生系统重要疾病联合攻关重大项目等课题 12 项，发表相关通讯／第一作者 SCI 论著 180 余篇。

陈华江

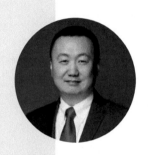

主任医师，教授，博士研究生导师，上海长征医院骨科副主任。任中华医学会骨科学分会脊柱学组委员、中国医师协会骨科医师分会颈椎工作组副组长、上海市医师协会骨科医师分会脊柱工作组副组长、中国康复医学会脊柱脊髓专委会科普工作组组长、中华医学会骨科学分会青年委员会第十届副主任委员及北美颈椎外科协会委员等。获上海市医学科技一等奖、国家科技进步奖二等奖等奖项。入选上海市优秀学术带头人。获上海市医师协会"仁心医者"——杰出专科医师奖、军队"育才奖"银奖、中国医师协会骨科医师分会首届十佳中青年骨科医师奖等荣誉。作为项目负责人承担多项国家自然科学基金、国家科技重大专项等国家、上海市及军队的各类科研基金项目。发表相关通讯/第一作者SCI论著30余篇。

创建科普公众号"陈华江科普颈腰背痛"，迄今已发布科普图文及视频共计250余篇，广受好评。获2022年度中国康复医学会科普先进个人、人民日报健康号优质科普作家，作品获科普奖2项。

张颖

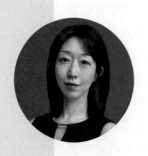

医学博士，上海长征医院骨科副教授。于美国托马斯杰斐逊大学医院、Rothman 外科医生集团、美国得克萨斯州脊柱诊疗中心、瑞士达沃斯国际内固定学会等国际医疗与科研中心进修学习。擅长脊柱退变性疾病的诊断治疗。担任中华医学会骨科学分会学组委员等多项学术任职。以第一作者及通讯作者发表 SCI 论著 12 篇，参与编写骨科及脊柱外科专著 4 部。作为第一负责人承担国家自然科学基金项目 2 项、其他课题 2 项，参与国家自然科学基金项目 3 项。作为第一完成人获得全军医疗成果三等奖 1 项、国家专利 1 项。获 2021 年度全国科技活动周积极分子、2021 年解放军与武警部队科普讲解比赛优胜奖，主笔作品获科普奖 2 项。

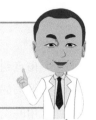

序 一

靠近你，温暖我

这些年，写作造成的职业病让我苦不堪言。每每跟其他编剧老师见面，开口就问有没有最新的颈椎膏药？或者，哪儿的按摩师手法好？再是，又出了什么舒缓颈椎的新枕头？

所以么，交的学费不少，走过的弯路更多。饥不择食时，会比较慌，手忙脚乱时，特别需要专业医生的指点迷津。

"陈华江科普颈腰背痛"的相关科普文章在朋友圈流传时，我特别关注了这个公众号。里面的文章，深入浅出，妙趣横生，实实在在，通俗易懂。掩卷而思，有时会心一笑，有时豁然开朗、茅塞顿开。好的科普文章，会有一种"靠近你，温暖我"的共情心与仁慈感。

陈华江医生说，对疾病治疗的要求越来越高了，以前是保命就行；后来要求不落下残疾；再后来要求能回归正常的工作生活社交；而更高的要求，是无痛生存，甚至生病后还能从事极限运动。

随着经济条件越来越好，我们的医疗水平也越来越高，以前不能治的毛病可以治了，以前要命的毛病也可以救了。国家号召提高全民医学素养，改善生活习惯，所以，防病于未然、治病于未发的科普工作也日益重要。

《颈腰背痛攻略》这本书适逢其时。书从疼痛的基本常识开始，由点到面地介绍了一系列疾病的原理，疼痛的自我评估，日常生活习惯的讲究（比如怎么看手机、挑床垫／枕头的原则），还有医生用的支具、拍片子检查的相关知识。整本书是公众号内容的重新整理和凝练，用一篇篇非常简短的文章，串起了颈椎病、腰椎间盘突出症等相关知识。内容扎实，细节到位，图文并茂，言简意赅。书中通过啃鸭脖解释人类的颈椎让人印象深刻，那些平时令人困惑的问题，通过这样的表达变得更加直观、通俗易懂。相信这本书也能够帮助更多的人认识颈腰背痛、解决颈腰背痛的问题，把这个"现代文明病"的危害降到最小。

医生是非常有力量的人，专业医生写的书，值得一读。

王丽萍

国家一级编剧
全国政协委员

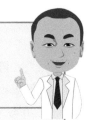

序　二

　　在这本科普书的序言中，我想先科普另一个冷门知识：中国是世界上首个科普立法的国家。2000 年，我国制定了《中华人民共和国科学技术普及法》(以下简称《科普法》)，并于 2002 年 6 月颁布实施。2016 年的"科技三会"也明确提出"科技创新、科学普及是实现创新发展的两翼，要把科学普及放在与科技创新同等重要的位置"。最近几年，人大代表也提出修订《科普法》第二版的提案。

　　我认识的很多医生一直都站在科普工作的第一线。他们撰写科普书籍，进社区做科普讲座，在医院开展患者教育……特别是最近 20 年，随着新媒体的快速发展，推广医学知识的方式方法越来越多样化。医学知识科普随着时代的进步，气象万千，欣欣向荣。

　　我因为工作关系，认识袁文、陈华江教授团队已久，印象中他们都是优秀的脊柱外科医生，温和稳重、谦逊严谨。当看到"陈华江科普颈腰背痛"公众号上那个一会儿扮成福尔摩斯、一会儿扮成叶问、时不时掉下豆大汗珠的"卡通陈教授"，那种形象反差，实在令人忍俊不禁。其中那些啃鸭脖子讲解剖，将看病比作破案，医生上阵演示"长征去痛十八式"的桥段，更是非常活泼有趣。医学科普就是要用公众易于理解的方式，推广正确的医学知识，使公众接受和参与，不仅预防疾病的发生，而且很多疾病也能够通过科普获得更好的预后。

陈教授和他的科普团队在上海市科学技术委员会、上海市卫生健康委员会的科普项目支持下，完成了近200期的科普图文推送、20多个短视频的拍摄。这其中，本书的另一位主编——张颖医生，做了大量工作，俏皮的文笔让她赢得不少粉丝。曾经有人形容我们的医生"会看病""会科研""会教学"，现在还得再加一条"会科普"：写得了英文论文，写得了科普短文；能够大会讲专业，能够社区聊家常。

　　这本《颈腰背痛攻略》，是近2年来陈华江科普团队的图文、视频内容的集大成者，通过细致的整理和精心的编排，原本碎片化的科普内容得以系统、全面、清晰地呈现。零基础看懂颈腰背痛，学会自我诊断、自我保健，本书无疑是一个非常好的选择。

上海中医药大学校长
上海市医学会会长
上海市医师协会会长

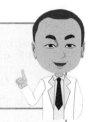

前 言

"医生，我脖子痛！"

"脖子总是痛，痛了好几年了。"

"我有颈椎病哦，您看这个富贵包！"

"腰痛，椎间盘突出哦……"

"医生，我腰痛会不会跟做 100 千克的硬拉有关系？"

"医生，我肩膀抬不起来了，是不是得了颈椎病？"

"我的背好僵，感觉都没法活动。不是脖子也不是腰，是中间，是不是胸椎出问题了？"

"……"

在脊柱外科医生的门诊，这类问题出现的频率实在是太高了。没办法，谁让颈腰背痛的发病率高到离谱呢？

在办公室工作的人员中，颈痛的年患病率可达 63%，也就是说，脖子痛的人，比不痛的人还要多。听上去似乎"不痛"反而"不正常"了！而且颈痛是一种复发性疾病，就是说，它会反复发作。相关文献报道，60%~80% 的患者初次发作一年后会复发。

腰痛呢？文献统计所有的门诊患者（这里的"所有"是指所有专科、所有疾病）加起来，其中的 1.3% 是来看腰痛的。世界卫生组织有一项每年一次的调查，叫做"全球疾病负担研究（GBD）"。在 GBD 官方网站上，"腰痛"连续多年都是"影响（正常工作和生活）时间最长"（years lived with disability）的全球专项"冠军"。这里的"disability"不适合直译为"残疾"，更多是指影响正常工作和生活的质量。

在门诊看"颈腰背痛"的患者，很大一部分并不是颈椎病、腰椎间盘突出症或者其他严重的毛病，而是肌肉劳损、轻度的脊柱不稳定、筋膜炎这类不用开刀的"小"毛病。

虽然颈肩腰背痛不致命，多数也不需要手术，甚至有患者说"周一股市一开盘，脖子就不痛了；周末没事干，就又发作了"。其实呢，不舒服的感觉一直都在，只是当他集中注意力工作的时候忽视了，不忙的时候才注意到：这也从侧面说明了毛病确实不重。

但这类毛病有个很大的问题：难缠！一来，它容易反复发作，好两天、坏两天。注意休息、锻炼，这段时间就好点；工作一紧张，腰啊、脖子啊都撑不住了。二来，虽不致命，却对工作生活影响不小，确确实实是影响大家建设祖国、享受幸福生活的一大障碍！

为什么颈腰背痛会反复发作呢？客观地看看数据：颈痛的一般发病率是 38.7%，而办公室人群年发病率高达 63%；18 岁以上人群的腰痛发病率可以高达 20.3%。"小"毛病影响的是大人群——太多太多人忍受着颈腰背痛的折磨了。要战胜这个毛病，或者更合理地说，要和这个毛病"和平共处"（看到后面的章节，你会更好地理解这句话），需要长期、系统地改善生活和工作习惯。这个，医生肯定没办法陪着你。所以我们写了这本书，尽量把那些严肃的科学理论、治疗方案，用聊天的方式整理出来；让书陪着你，指导你如何预防疼痛、缓解疼痛，和颈腰背痛说再见。

编者

明明白白你的痛 **1**

1	疼痛——健康的"吹哨人"	2
2	"疼痛信号接收器"使用指南	4
3	与无处不在的疼痛和平共处	6
4	让医生听懂你的痛	9
5	头、颈、肩、背，你是哪里痛	11
6	腰、臀、腿、肾区，你是哪里痛	14
7	让医生更懂你的痛	16
8	是忍着痛，还是吃药	18

新手必备之原理篇 **21**

9	颈腰背痛与神经的恩怨	22
10	什么是"神经症状"	25
11	什么是椎间盘和脊椎骨	28
12	椎间盘突出：一个破坏了"封印"的悲伤故事	30

一样是痛，你的病到几层了 **35**

13	论各型颈椎病	36
14	头晕是不是颈椎病	39
15	脸上发麻是不是颈椎病	41
16	脖子痛一定是颈椎病吗	43
17	肩膀疼痛是不是颈椎病	45

18	手麻就是颈椎病？颈椎病都会手麻吗	48
19	走路发飘，是不是得了颈椎病	51
20	你的颈椎病打几分	53
21	什么是根性痛	58
22	根性痛，一定就是颈椎病、腰椎病吗	61
23	腰痛是不是得了腰椎间盘突出症	63
24	什么是盘源性腰痛	65
25	盘源性腰痛的诊断	68
26	盘源性腰痛的治疗	72

颈腰背痛之生活篇

75

27	睡了硬板床，怎么还是腰痛	76
28	什么是睡姿不良	79
29	"高枕"真的可以"无忧"吗	81
30	落枕是怎么产生的	83
31	久坐族，如何拯救你的腰背	86
32	老司机，如何拯救你的脊柱	89
33	"低头族"和"手机颈"	91
34	脊柱支具有哪些	94
35	脊柱支具使用的重要原则	96
36	颈托的类型和选择	98
37	颈托戴多久	101
38	腰围的类型和选择	104
39	什么时候戴腰围	107
40	支具趣谈：从骨科的起点到科技未来	109
41	吃和抽，腰痛也要管住嘴	112
42	怀璧其"罪"：孕妈妈和腰椎间盘突出症的恩怨	115

去痛斗士之进阶篇

43	包教包会！基于吃鸭脖的脊柱局部解剖学教程	122
44	脊柱趣谈——全世界脊椎动物是一家	127
45	脊柱是个动物园（一）："小恐龙"篇	129
46	脊柱是个动物园（二）："天鹅"篇	132
47	脊柱是个动物园（三）："小狗"篇	135
48	X 线？CT？MRI？傻傻分不清楚	137
49	MRI 是最好的检查吗	140
50	拍片子对身体有害吗	142
51	颈椎病、腰椎间盘突出，多久拍一次片子	145

颈腰背痛之手术篇

52	"手术指征"是什么	148
53	脊柱手术到底在干吗	151
54	颈椎病的手术指征	154
55	听说颈椎病要在脖子上开刀，是不是创伤很大	156
56	腰椎间盘突出的手术指征	158
57	"背后捅一刀"？腰椎后路手术可不是那么粗糙的	162
58	微创手术的指征	165
59	何为 ERAS？就为"赶"你出院	170
60	ERAS：宣教，妈妈式的碎碎念	172
61	学术的 ERAS 长啥样	174
62	ERAS：术前很忙	177
63	ERAS：术后不慌	180
64	ERAS：疼痛管理	184
65	颈椎手术后能玩过山车吗	187

颈腰背痛之康复锻炼篇　　191

| 66 | 长征去痛十八式 | 192 |

参考文献　　212

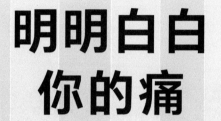

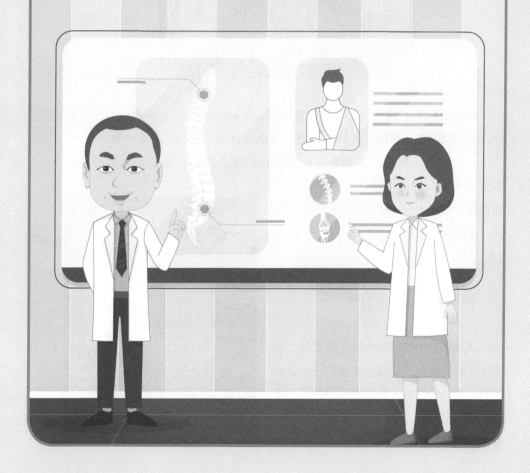

疼痛——健康的"吹哨人"

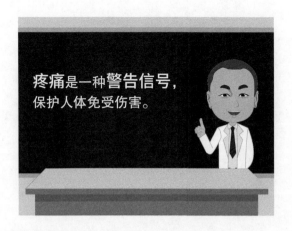

如果人感觉不到疼痛，那就麻烦大了：手碰到了火苗，不痛，等眼睛发现，怕都烤熟了；荆棘扎到脚，不痛，等自己看到，怕已经血流一地了……

人生在世，每天都面对外界的危险和伤害。那么，怎么才能够避免身体受伤呢？人的身体没有"钢铁侠"的高科技护甲，却另有一套高效的保护机制：疼痛反射。

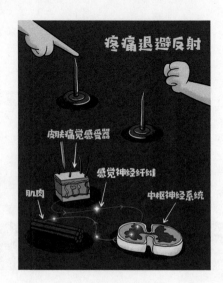

▶▶ 什么是疼痛反射?

人体皮肤中广泛存在痛觉感受器。当人体受到伤害后，皮肤里的痛觉感受器迅速将"痛"的信号传给中枢神经系统；神经系统发出"撤"的信息，肌肉做出动作，身体就敏捷地躲开了疼痛来源。

疼痛反射的速度非常快，它不需要大脑参与，在更低一级的中枢——脊髓就能完成。想想看，手不小心扎到刺，是不是直接就缩回来了？然后你才想到："啥东西扎了我？"在疼痛信号传递到大脑之前，身体已经做出了逃避的反应。

▶▶ 疼痛反射有什么作用？

疼痛反射能够让人类迅速远离疼痛源，避免持续受到伤害。所以，面对危险和伤害，乌龟选择了"钢铁侠"的策略保护自己，而人类则选择了"闪电侠"的策略。

颈腰背痛也一样，是人体发出的一种警告信号，提醒我们身体有问题了。医生的作用，就是根据这个信号，运用知识和现代化手段，找到疼痛的来源，科学地去除"罪魁祸首"。

所以呢，当你疼痛的时候，不要嫌弃它，来找我们，科学地分析一下这种身体信号的意义，看看问题到底出在哪里？

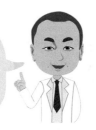

疼痛是身体的"警报信号"，关注疼痛，了解自己身体的问题！

2 "疼痛信号接收器"
使用指南

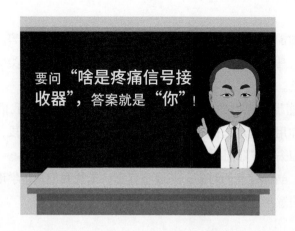

　　我们说了，疼痛是身体发来的提醒信号。但这个信号可不是诊断报告，疼痛不会向你脑子里投射一条信息：第 5～6 节颈椎椎间盘突出了。这个信号必须靠你接收，你再正确地、不失真地把它转达给医生，由医生来分析这个信号。

　　所以，作为"疼痛信号接收器"的你，如何不失真地传递这个信号，很有讲究呢！

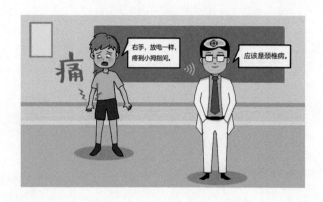

▶▶ 要做好情绪的准备

疼痛让人烦躁、焦虑，慢性的疼痛甚至会导致大脑功能的变化。调整好情绪，客观科学地评价疼痛、面对疼痛，是做一个合格接收器的前提。可千万不能到了医院只会说"我痛死了""我难受死了"。

▶▶ 要准确地表达疼痛

接收和体会疼痛信号，只能是你自己。医术再高明，医生也无法代替你体验疼痛。那么信号是怎么样的，只能靠你告诉医生。为了这个转达的过程中信号不失真，医生发明了一整套详细的规则，就为了弄明白你的疼痛。这可是非常必要的。举个例子，曾经有位东北教授，问一个广东患者："是不是抻（chēn）着了？"连问三遍，患者眼睛越瞪越大，幸亏旁边有"翻译"跟上："是不是有过拉伤？"而我们所说的这套规则，就是你的"翻译"。

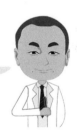

你的疼痛，只有你自己知道。学会客观、规范地表达疼痛，医生就能更好地识别病情并帮到你。

与无处不在的疼痛和平共处

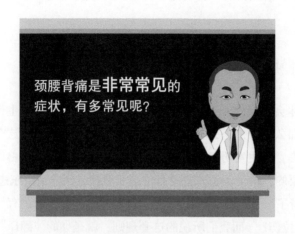

世界卫生组织每年都会做全球疾病负担研究（GBD），这个研究是比尔及梅琳达·盖茨基金会支持的。根据 GBD 统计的 1990—2017 年影响正常工作和生活的因素排名，"腰痛"长期占据榜首；在个别年份中，"颈痛"也曾位居第二。

流行病学调查显示，超过 80% 的人一生中都会有颈腰背痛的经历；超过 15% 的人会严重到需要住院治疗。

把上面的内容翻译成大白话，就是，颈腰背痛在人群中非常普遍，没有颈腰背痛或者颈椎、腰椎退变的"健康人"，反而是少的。到处都有"病友"啊！听到这个是不是会心里舒服一点？

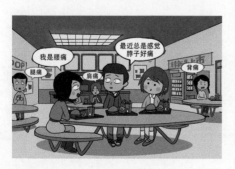

既然有这么多人得这个毛病，那就让我们团结起来，一起学会应对吧！为什么是"应对"，而不是"打败"呢？

在这儿，我们不得不说几个不

那么令人开心的事实：

- 慢性的颈腰背痛很难"彻底"治好，做不到"再也不痛、永远不痛"。
- 慢性颈腰背痛治疗的正确目标是：不痛的时间多一些，再多一些……
- 想要这辈子不开刀，只有科学保养、吃药、治疗，你才能胜利哦！

▶▶ 正确认识，从容应对

首先不要害怕疼痛，疼痛其实是身体向我们反映问题的方式。正常人时不时有点小毛小病都正常，完全不生病反而是不正常的了。其中受伤、感冒这类毛病往往是"急"性的，过去就好了；而"慢"性的颈腰背痛，却很难彻底过去，往往是好一阵、发一阵，反反复复的。

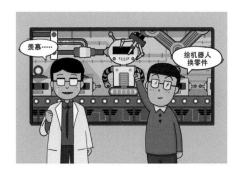

慢性的颈腰背痛，一般都是有发病基础的，比如肌肉劳损、颈背部肌群纤维化、脊柱小关节炎症、脊柱失稳、脊柱畸形、椎间盘突出症、腰椎管狭窄、骨质疏松症等。这些毛病对身体来说，就好比机器的零件出了小问题。只要不影响机器的运转，那么有点噪音啊、抖动啊，是可以凑合一下的。

人也是这样的，但是人换"零件"比机器换零件，代价要大得多啊！

所以，慢性颈腰背痛，大部分时候的治疗目标是：缓解症状。也就是说，疼的时候来医院，通过吃药、理疗等方法让你疼得轻一些、好得快一些，却没有秘方能让你再也不痛。

▶▶ 关键还是在自己

在大部分情况下，治疗慢性颈腰背痛最好的办法，就是改善生活习惯，以减少疼痛发作，减轻发作时的程度。通过改善生活、工作习惯，让自己舒服的时间多一些。

这一大类毛病，虽然可以通过用药、理疗减轻疼痛，但却很难根治；特别是如果你不疼了，又整天缩成一团，勾着脖子、窝着腰看手机，让身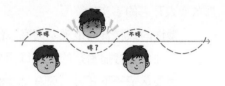体长时间劳累过度，还要医生有神奇的办法让它不痛？这是不可能的哦！

不过也要注意，如果颈腰背的慢性疼痛加重——疼得厉害了；不光疼了，手也麻了，腿也走不动了；每次发起来时间变长；吃药休息也不好——那就有可能需要手术干预了。所以好好保养自己的身体，合理使用身体"零件"。

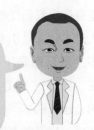

颈腰背痛非常普通，不要奢望"完全不痛"。树立正确面对疼痛的态度，才能把疼痛的影响降到最低。

4 让医生听懂你的痛

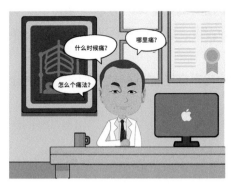
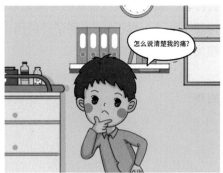

疼痛是看病的重要线索，一定要跟医生说清楚。下面列一些颈肩腰背常见的"痛法"，帮助你弄明白自己的痛。

▶▶ **第一，哪里痛？**

这个最好说，简单快捷的办法是用手指指出具体的疼痛部位。但也有特殊的，有患者讲"就是整个脖子都难受""不舒服，但就是说不出是哪里"，这种可能用"痛"描述不准确，而是"紧绷感"。根据自己的体会，如实跟医生说就好。

▶▶ **第二，什么时候痛？**

有的人坐久了痛，有的人站久了痛，有的人白天不痛、夜里痛，有的人早上起床时痛。这些时间点对医生判断病情都是非常有意义的。也有人痛的时间不固定，这都很常见。面对医生时，把疼痛的时间点说清楚，会对诊断很有帮助。

▶▶ **第三，怎么个痛法？**

"痛"的花样有很多种：像刀割、像火烧、像过电、像被掐了一下、像被打了一顿……颈肩腰背的疼痛最常见的是"闷闷地疼""发酸""僵住了""觉得腰（脖子）撑不住"；到了神经压迫的程度，就可能有"过电一样""一条筋痛下去"这种疼痛。

说了这么多种痛，有说到适合你的吗？还不能判断就来门诊，聊聊你的痛。

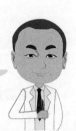

说出疼痛的线索，还你疾病的真相。
把握三个要点：
* Where？（哪里痛？）
* When？（什么时候痛？）
* How？（怎么个痛法？）

5 头、颈、肩、背，你是哪里痛

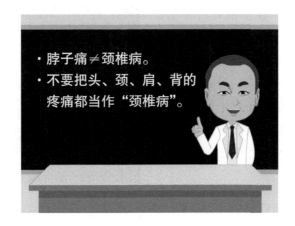

颈椎病的发病率有增高的趋势，大家对它的关注度也很高。我们在门诊经常听到年轻的患者说："这两天脖子痛，本来就有颈椎病的。"

很多人会把头、颈、肩、背的疼痛都当作"颈椎病"，这样的误会有时会耽误患者就诊。下面，我们就来看看头、颈、肩、背的疼痛都有哪些特点。

▶▶ 头痛

头痛是非常常见，也非常令人烦恼的一个症状。要知道绝大部分的头痛和颈椎病是无关的！只有少数患者在颈椎手术后，头痛的症状确实改善了。但是两者之间的关系，目前还是很难明确的。一般有头痛症状的患者，我们还是建议先去神经内科就诊。

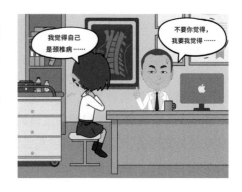

▶▶ 脖子痛

脊柱相关的脖子痛，多数发生在脖子后面或者侧面，也会向上到脖子和头连接的地方，或者向下传到背上或手臂。脖子前方的疼痛，一般和颈椎病无关，但也有特殊的情况——"食管型颈椎病"，就是颈椎前面长了个大大的骨刺，压到食管了。这种情况，痛一般不会很明显，更多的是咽东西觉得费劲。

右边这张 X 线片圈出的地方就是巨大的骨刺。

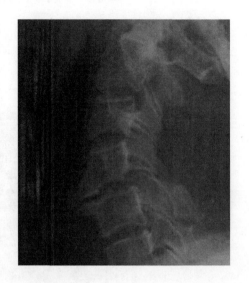

▶▶ 肩痛

肩痛是绕着肩膀一圈发生的疼痛，有时疼痛也会延伸到背上。有个很简单的办法，区分到底是肩关节本身的问题还是颈椎的问题。因为肩关节是关节，所以你可以转转胳膊，把肩膀向上、前、后各个方向活动。如果活动时疼得更厉害了，或者一边肩膀明显不如另外一边灵活，又或者活动到一个位置会卡住，那么你的疼痛很可能是肩关节的问题引起的。

▶▶ 背痛

背痛是最经常被当成"颈椎病"的。因为很多人的背痛，可能会延伸到脖子上，或者就在背和脖子过渡的位置。背部的疼痛有很多原因，门诊最常见的是筋膜炎。"筋膜"是包绕肌肉、肌群、血管、神经的致密结缔组织。筋膜由于劳累、受伤而出现疼痛，统称为"筋膜炎"。筋膜炎引发的疼痛，虽然不是什么大毛病，但容易反复发作，影响正常的工作和生活。

　　了解了这些，看病就有了大致的方向。

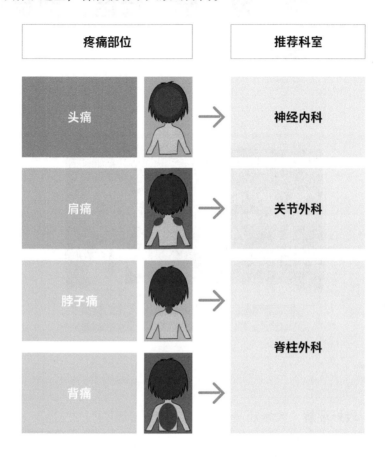

point 6 腰、臀、腿、肾区，你是哪里痛

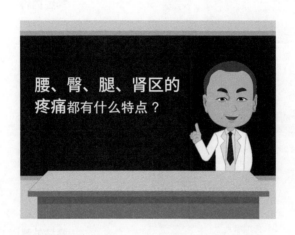

▶▶ 腿痛

这个最好理解，大家还是很清楚腿在哪里的。腰椎间盘突出引起的腿痛，除了典型的"根性痛"（现在不懂没关系，后面会有专门介绍"根性痛"的章节），还可能是小腿、脚上，说不那么清楚的酸痛。如果年纪大的人只有小腿痛，除了腰椎间盘突出，还要考虑血管性疾病的可能。

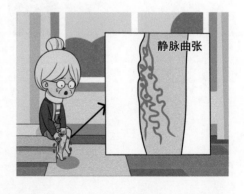

静脉曲张、动静脉瘘、血栓性静脉炎都有可能出现腿部酸痛。这时要看一看：腿上有没有明显的、迂曲的血管。

有时还伴有异样的感觉，如针刺感、奇痒感、麻木感、灼热感，还有可能走路走不远（间歇性跛行）。如果这都对上了，那么除了脊柱外科也要去血管外科看看。

▶▶ 臀痛

臀部疼痛，情况也不一。和尾骨疼痛不一样，有些人是在臀部侧面、偏下的位置痛，还会向大腿后面、外面放射，这种就很可能是坐骨神经痛，也是腰椎间盘突出症的一种表现。

▶▶ 腰痛

对医生来讲，腰痛是非常复杂和麻烦的。原因可能是腰椎间盘突出、腰椎不稳，也可能是坐得太久或运动得太剧烈……

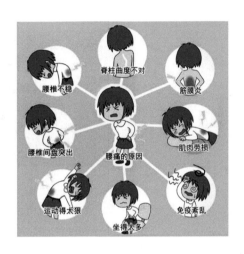

▶▶ 肾区痛

肾脏问题，有时也会表现为腰背部侧方的酸痛。有时患者会把我们所说的腰椎问题，和中医所说的"肾气不足"相联系，这是一种误解。如果自己觉得"腰痛"，同时小便有变化，和平时不一样，那么一定要去泌尿外科或者肾脏内科看看。

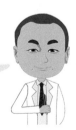

腰腿痛不仅是脊柱外科的问题，也可能是血管外科、肾脏内科的问题。

妇科的一些问题，有时也会被身体误认是"腰痛"，各位女性朋友要注意哦！

7 让医生更懂你的痛

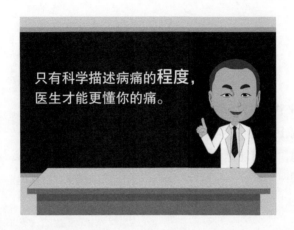

只有科学描述病痛的**程度**，
医生才能更懂你的痛。

测量距离用尺，测量重量用秤，测量疼痛用什么工具呢？

医生用来测量疼痛程度，最为常用的工具是视觉模拟评分法，简称 VAS 评分。

VAS 评分是测量疼痛程度的工具，适用于评估人体各部位的疼痛。测量时根据自我疼痛的感觉，在横线上最为合适的位置划一记号，表示疼痛的程度。

视觉模拟评分法
（VAS评分）

| 0 | 1 | 2 | 3 | 4 | 5 | 6 | 7 | 8 | 9 | 10 |

无痛	轻度疼痛	中度疼痛	重度疼痛
	能忍受	尚能忍受	疼痛难忍
	不影响睡眠	轻度影响睡眠	影响食欲，影响睡眠

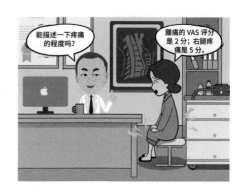

- 0分：无痛。
- 1～3分：轻微的疼痛，能忍受，不影响睡眠。
- 4～6分：疼痛并轻度影响睡眠，尚能忍受。
- 7～10分：强烈的疼痛，疼痛难忍，影响食欲，影响睡眠。

对于多个部位的疼痛，可以对多个部位同时进行评分。

到医院看病时，对病痛进行科学的评分，能够帮助医生更快速、更准确地了解你的疼痛程度。这些信息对于判断病情是非常重要的！

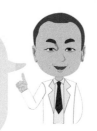

你学会了吗？
定期进行自我 VAS 评分，并做好记录，有助于发现疾病的进展情况。

8 是忍着痛，还是吃药

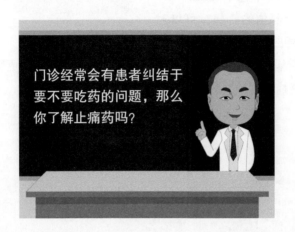

▶▶ **忍痛的害处**

疼痛是颈椎病、腰椎病中最早出现、最经常出现的症状，而止痛药是最简单、最常用的治疗方法。但有的患者，一听"止痛药"就会想到盛传的"吃止痛药上瘾""吃止痛药会变笨""吃止痛药对身体不好""吃止痛药对胃不好"种种说法，所以宁可忍着，也不肯吃药。

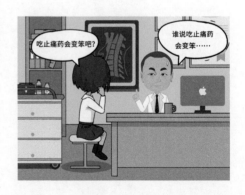

殊不知，这种"忍着"，并不是"坚强"的表现。忍着不吃止痛药，不仅让自己的生活质量降低，同时，疼痛本身也给自己的身心带来很大的伤害。例如，痛得睡不着，就会影响精神状态和工作状态。长期的慢性疼痛，不仅会导致抑郁、焦虑等负面情绪，甚至还会导致大脑重塑，引起大脑功能性改变。

止痛药的类型

老百姓平时说的止痛药，其实有不少的种类，大致可以分成三个阶梯。

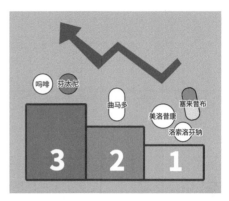

- 强阿片类药物：最高阶，药效最强，也用得最少。例如吗啡和哌替啶，一般只用在癌症导致的剧烈疼痛。这类药物如果使用过量了，确实有成瘾的风险。

- 弱阿片类药物：中间一阶，以曲马多为代表，可以和更低阶的止痛药联合使用。

- 非甾体抗炎药（NSAID）：最低阶，是一个成员众多、非常庞大的药物大家族，共同的特征是抑制炎症。这个"炎症"并不是大众所说的喉咙发炎、伤口发炎；平时大众所说的"消炎药"是医生所说的抗生素，对抗的是细菌等感染。而大家所熟知的感冒药，例如氨酚伪麻美芬（白加黑）、对乙酰氨基酚（百服宁）都来自 NSAID 家族。

止痛药的原理

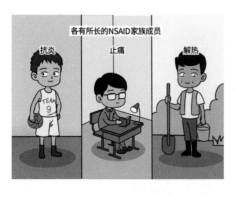

各有所长的NSAID家族成员

关节炎、腰椎间盘突出症这类起源于劳损的疼痛，是"无菌性"炎症。打个比方说，患腰椎间盘突出症后，我们的免疫细胞会把它错当成外来的敌人，进行一系列的免疫炎症"打击"，我们就会感到疼痛，而 NSAID 能帮免疫细胞消消火、劝劝架，就起到了缓解疼痛的作用。骨科常用的 NSAID 和氨酚伪麻美芬（白加黑）、对乙酰氨基酚（百

服宁）相比，更专注于止痛，消化道不良反应也小。但如果长期服用，还是会有一些副作用。若需要长期使用，一定要在医生的指导下进行。

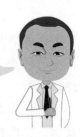

总之，对于颈腰背痛，必要的止痛药治疗是有效且安全的。

更多关于"是忍着痛，还是吃药"的内容，请扫描二维码，观看陈教授讲解视频。

新手必备
之原理篇

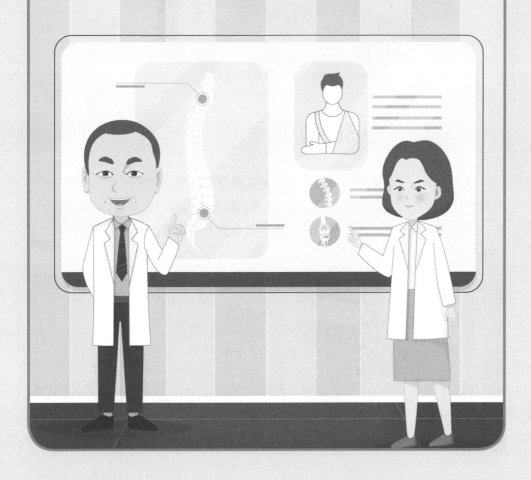

9 颈腰背痛与神经的恩怨

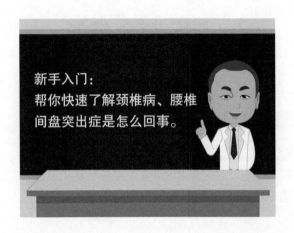

新手入门：
帮你快速了解颈椎病、腰椎
间盘突出症是怎么回事。

▶▶ "石头"和"草"的恩怨

    漫画图中，无名草和石头的恩怨，其实就是颈椎病、腰椎间盘突出症中椎间盘和神经的恩怨。神经是"草"，突出的椎间盘是"石头"。草被压着，就没法正常生活。神经被压着，身体就会觉得痛或麻，甚至手脚不听使唤，有踩棉花感。

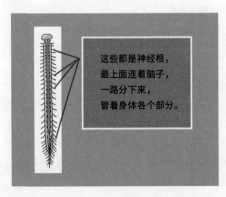

这些都是神经根，
最上面连着脑子，
一路分下来，
管着身体各个部分。

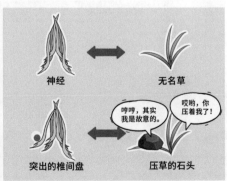

神经   无名草

哼哼，其实我是故意的。

哎哟，你压着我了！

突出的椎间盘   压草的石头

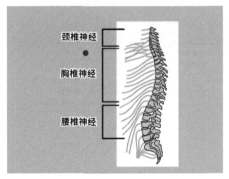

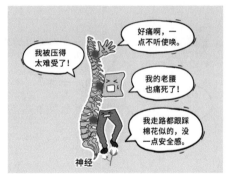

椎间盘这块"石头"，压到哪根"草"（神经），相应的部分就会出现症状。颈椎位置的神经（枝干）、脊髓（主干）被压就是颈椎病。如果"石头"直接压在主干（脊髓）上，那么从压迫部位往下，全部跟着倒霉。从被压的位置开始，往下的所有部位，都有可能出现问题：可能胳膊疼，可能腿走不了，最严重的还可能瘫痪。

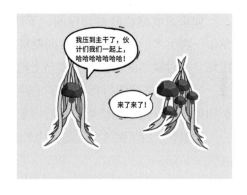

腰椎间盘突出症与颈椎病相比，发生瘫痪的概率较低，但仍有可能脚不听使唤，不能长时间行走；少数人还会有大小便解不出来，或者控制不住的情况。

▶▶ 搬走"石头"，拯救"草"

要想解决根本问题，只能把"石头"搬走，这就是做手术。若不能做手术，怎么办？可考虑多给"草"施施肥、浇浇水，如果这样"草"还能坚持住，不至于痛得厉害，这就是保守治疗。

不做手术，可考虑给予：消炎止痛药、神经营养药、骨／软骨营养药。

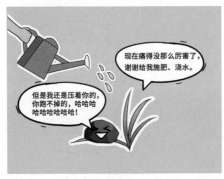

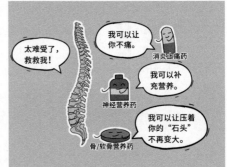

　　如果患者症状能得到控制，不持续加重且不影响生活，那么或许就避免了一次手术。但有的时候，即使努力施肥、浇水，"石头"还是会把"草"压坏。这时就不能再犹豫，要马上把"石头"移开。

　　"草"如果被压得都快烂了（神经快坏死了），那么就必须手术了。怎么知道"草"是不是快烂了呢？一般有右下图这几种症状。

　　如果有了右下图这些问题，快来医院看病，不要再指望靠吃药熬过去了。

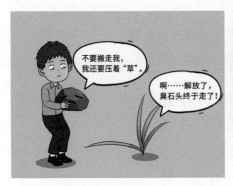

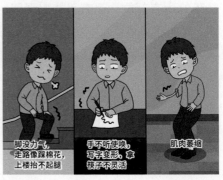

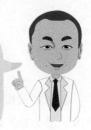

有了手脚无力、动作不灵活或者肌肉萎缩的症状，说明神经快被椎间盘压"坏"了，这种情况越早手术越好。

什么是"神经症状"

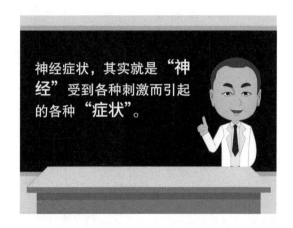

神经症状,其实就是"神经"受到各种刺激而引起的各种"症状"。

右图左侧黄色标示的大脑和脊髓,加上淡蓝色标示的周围神经,就是神经系统了。它们不仅控制身体所有活动,包括手脚活动、心跳、呼吸和肠蠕动等,同时也是身体感受外界的系统。

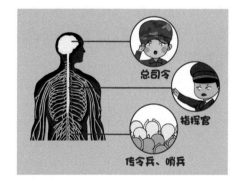

大脑和脊髓是司令员和指挥官。大脑管复杂的想法:创业、爱情、对家出哪张牌等。脊髓管单纯的想法:被针扎了躲、痒痒了躲——"回避反射"它说了算。

周围神经可简单地分为运动神经和感觉神经,其中管理人体内脏运动的神经又称为自主神经。

▶▶ 运动神经

运动神经最主要的工作是作为"传令兵"，大脑、脊髓指示啥，它就传达啥。运动神经专门传令给肌肉，带动肢体运动。椎间盘如果压到运动神经，四肢就会没有力气，出现肌肉萎缩、力量减弱甚至瘫痪。

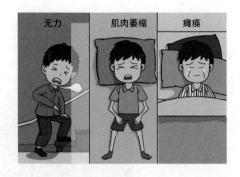

▶▶ 自主神经

自主神经和运动神经一样，也是"传令兵"，但不同于运动神经它专门传令给内脏器官。如心跳多快、出多少汗、啥时候饿等，这类指令是由自主神经传达的。

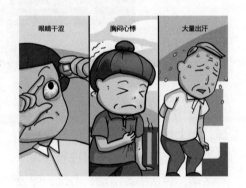

▶▶ 感觉神经

感觉神经是"哨兵"，外面世界发生了啥情况，它就向大脑和脊髓汇报啥。椎间盘如果压到某段感觉神经，支配区域会感觉麻或痛，触觉变得迟钝，如右图所示的摸东西感觉像戴了手套、摸冰块不觉得冷等。

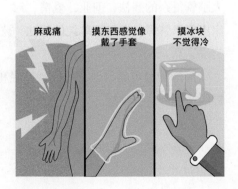

以上插图里的问题，都是所谓的"神经症状"。症状的轻重与神经被椎间盘压迫的程度有关。骨科医生治疗的"神经症状"，一般都是椎间盘突出、骨刺和瘢痕增生这类外部因素压迫了神经所引起的。

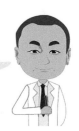

需要说明的是，神经内科医生管的"神经症状"，一般是神经自己"生病"了引起的，是有区别的哦！

point 11 什么是椎间盘和脊椎骨

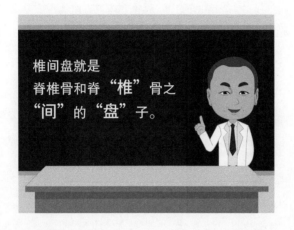

椎间盘就是
脊椎骨和脊"椎"骨之
"间"的"盘"子。

知道了"椎间盘"的字面意思，那么再问一句，什么是"脊椎骨"呢？鸭脖啃过吗？敬业的吃货啃完肉、撕扯完脆骨和筋，就会发现：剩下的骨头是一截一截的。这个不是因为厨师剁碎了，而是脊柱本来就是一小块、一小块的脊椎骨，中间用椎间盘连起来的。

脊椎不光人类有，很多动物都有，这是"脊椎动物"和"无脊椎动物"的区别。大自然设计的脊柱是：一节硬（脊椎骨）、一节软（椎间盘），连成一串，非常巧妙。而我们的颈、背、腰，就像武侠小说里的钢鞭，既能硬挺

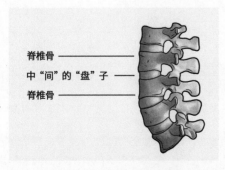

脊椎骨 ————
中"间"的"盘"子 ————
脊椎骨 ————

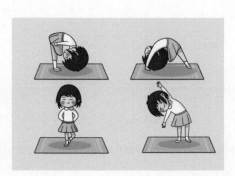

地直起脊梁、撑住全身，又可以柔软地弯腰和舒展。

椎间盘让脊柱"刚中带柔"，除了让我们更灵活，还可以达到"减震"的目的。想象一下，如果没有椎间盘，脊柱就是一根硬硬的棍子，篮球运动员落地那一下，接触地面的所有力量会百分之百地传到脑袋，那大脑恐怕要被震坏了。有了椎间盘，落地的力量经过一个个"软垫子"的缓冲，脑袋就好像落在羽绒枕头上，不会受伤了。

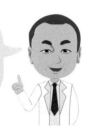

硬的脊椎骨＋软的椎间盘，这种组合让我们的脊背刚中带柔，既坚固又灵活。

point 12 椎间盘突出：一个破坏了 "封印" 的悲伤故事

▶▶ **椎间盘结构**

话说从前有个"果冻怪物"，生活极其悲惨，打出生起就被关在盒子里。上下都是盖子，周围一圈是密不透风的围墙封印，上面有一座大山的压迫，下面还有一座大山的压迫。

吃的、喝的、拉的，都得从山里运进运出，从盖子里塞进塞出，从来没见过外面的世界。

这就是可怜的"髓核"。它和封印它的盒子，加在一起，就是我们常说的椎间盘。再仔细看看这个盒子：上下两个盖子，叫"终板"；周围一圈"纤维环"，里外3层，交叉编织，希望至少用得了40年；最里面的髓核，像块果冻，又像奶茶里的珍珠，Q弹Q弹，水嫩水嫩。

右下角这张图就是真实的髓核图片，最中间那片透明物质就是髓核了。从反光上都能感受到Q弹、水嫩，是不是？猜猜这是什么动物的椎间盘？（答案之后揭晓。）

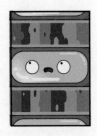
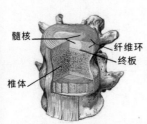

髓核
纤维环
终板
椎体

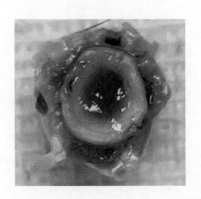

Q弹的髓核，保证了脊柱的弹性和韧性，同时髓核还可变形，使得脊柱柔软灵活；纤维环、终板共同构成的"封印"，限制了髓核，保证在不断的变形、活动中，髓核不会跑到别处去。但是，反复受到上下椎体

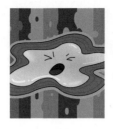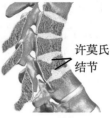

许莫氏结节

"压迫"的髓核，有时会突破纤维环的"封印"，跑出去"欺压"柔软的神经，这就是"椎间盘突出症"了。髓核有时甚至会突破终板的"封印"，欺负硬的骨头。专业上叫做许莫氏结节，就是椎间盘硬生生挤进了椎体骨头里。

这个髓核，看着可怜，一没有"封印"，就要四处捣乱。

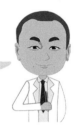

"封印"起来的髓核，是有用的；破坏了"封印"、乱跑的髓核，是有害的！

揭晓答案：实拍的髓核图片，来自大鼠的尾巴。你猜到了吗？

▸▸ 髓核突出

当然啦，"封印"不坏，髓核就不会跑出来了。那封印怎么会坏呢？时间长了，啥东西都会坏呀……

青少年的椎间盘，含水量是非常高的，除非特别大的暴力，否则一般不会坏；到了青年，开始走下坡路了。剧烈运动、外伤，都可能把纤维环撕坏，髓核就大大方方地出来了，压到邻近的神经，就会腿痛。年轻人得腰椎间盘突出症一点也不少见。

年纪再大，椎间盘整个都会老化。终板、纤维环会变硬、变脆，甚至产

生裂缝。髓核自己也会老化，变干、变扁、碎成几块，更容易有点缝儿就溜出去了。

所以中老年人，即使没有明确的外伤史，椎间盘也会随着老化、退变而膨出甚至突出。

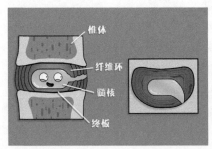 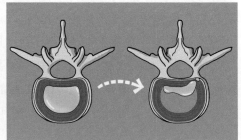

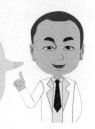

人的脊柱从20岁开始，就一路变老不回头了。所以，爱护脊柱，永远不要嫌早。

▶▶ 免疫隔离

髓核就这么熬了几十年，"封印"终于到期了：终板、纤维环坏了，有缝隙了，血管长进来了，血液也过来了，大把的氧气和营养来了。

新的问题也来了：身体里的"警察叔叔"——免疫细胞，也跟着血液来

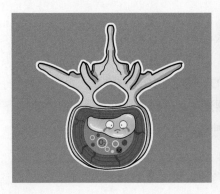 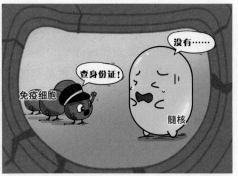

了。看到髓核这么个从来没见过的东西，以为是外族入侵，就大打出手了！

髓核是身体最大的"免疫隔离"组织。因为不通血液，身体的免疫系统没有"登记"它的信息，真见面了，会把它当作"非法入境"，要"消灭"掉，结果就是"发炎"了、腰痛了。

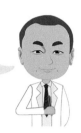

> 脊柱老化早期，髓核还没压到神经。这时的疼痛可能是"炎症性"的，是免疫系统"打击"髓核造成的。

提高班加餐：我们身体里，还有一些其他存在"免疫隔离"现象的"黑户"，比如眼睛里的晶状体、人体的精液等。它们一旦和自身血液接触，"免疫隔离"被破坏，也会出现"发炎"的问题，像交感性眼炎和一些不孕的情况。

▶▶ 自然转归

对医生和患者来说，免疫系统"消灭"髓核的理想方案是：把突出的髓核一点点敲碎、运走，或者挪到宽敞的地方去。髓核不压迫神经根了，患者就不痛了，不麻了，走路不拐了。

所以，临床上有的腰椎间盘突出症患者，即使很严重，保守治疗一段时间后，突出的椎间盘就奇迹般不见了。

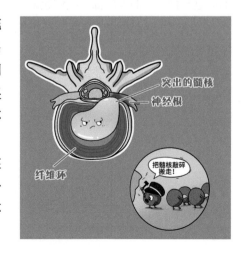

下面的磁共振图像就是"奇迹"：第一张图上白色箭头指的，黑黑的、圆圆的东西，就是突出的髓核；第二张图上，箭头前没东西了。

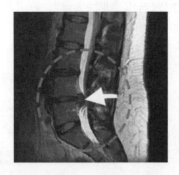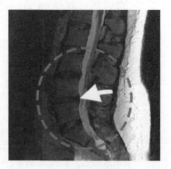

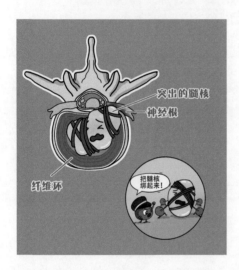

突出的髓核

神经根

纤维环

把髓核绑起来！

这个真不是我们把顺序弄错了，而是真真正正的腰椎间盘突出症"自愈"了。这种现象，很多科研人员研究过，但到现在还是没彻底弄明白怎么回事。不明白这背后的原理，也就没法"指挥"免疫细胞这么做。

实际上，除了个别的幸运儿以外，大部分人的"警察系统"（免疫细胞），在髓核突出的现场，采用的是"就地关起来"的办法：用纤维组织之类的，把跑出来的髓核原地五花大绑起来；有时甚至把被压的神经都一起绑起来。这就是专业上所谓的"粘连"。

医生手术时遇到"粘连"都很头痛，得小心翼翼地把神经和髓核分开，不能把神经伤到了。

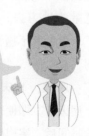

椎间盘突出后，身体的免疫系统会第一时间处理。个别幸运的患者，免疫系统能把椎间盘"消化""搬走"；但多数人会形成粘连，症状可能反复发作，最后还得医生处理。

一样是痛，你的病到几层了

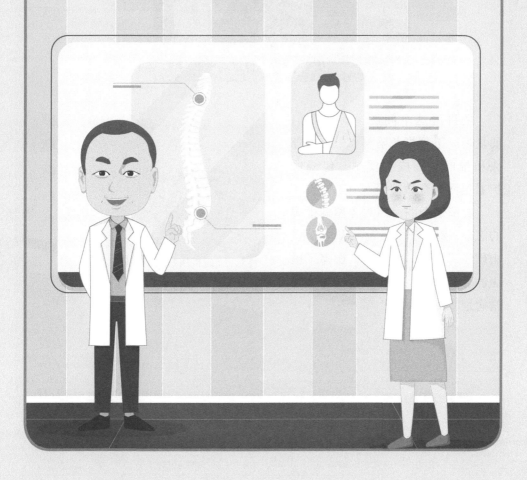

point 13　论各型颈椎病

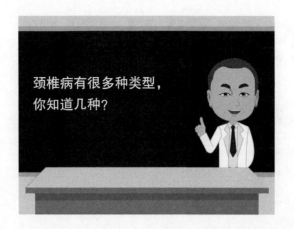

颈椎病有很多种类型，
你知道几种？

　　要讲清这个问题，首先我们要复习一下颈椎长啥样：一个由骨头和椎间盘建成的堡垒，包绕保护着里面的脊髓神经。

　　看清这个图，因为各型颈椎病的区分，就在于"坏人"从"哪里"击破了"堡垒"的保护，伤害了里面的脊髓神经——也就是，各型颈椎病是怎么发生的？

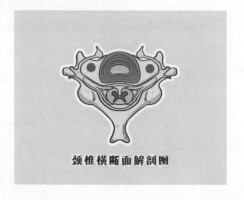

颈椎横断面解剖图

▶▶　**颈型颈椎病**

　　颈型颈椎病只表现为颈部、肩部疼痛，或者是按压颈肩的时候有疼痛。

拍片子有颈椎老化的改变，主要是由于颈部肌肉、韧带、软组织长期劳损、痉挛、颈椎轻度不稳等原因造成的。

▶▶ 神经根型颈椎病

神经根型颈椎病是由于神经根受到突出的椎间盘或者骨刺压迫。被压迫的部位在颈椎两侧的神经管道，这是神经根从脊髓发出、向骨性椎管外面走的路。这种类型常会出现典型的症状：手臂、手指某个区域的麻木、疼痛、无力等。当然还有骨刺等"硬突出"导致神经根受压迫的情况。

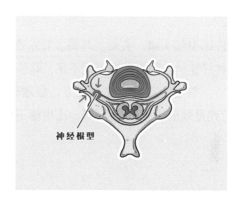

▶▶ 脊髓型颈椎病

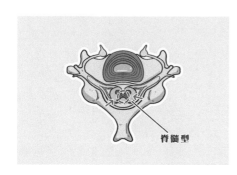

因突出的椎间盘或硬化的椎体后方韧带，以及其他原因而导致的脊髓受压迫，会产生四肢的疼痛、麻木，手拿筷子、系扣子等精细动作障碍，以及走路不稳、双腿发软，走路感觉在踩棉花，严重的患者需要拄拐或坐轮椅。

▶▶ 其他型颈椎病

"其他型"，是把一些认识不清、病例数量很少或者不单独存在的颈椎病类型打了个包。今后对这些类型，有了更加清晰的认识，或许会重新拎出来分类定义。

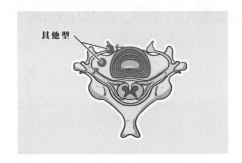

其他型

"其他型"里面有"椎动脉型"，以往认为是因为椎动脉受压迫而导致脑部供血不足，出现头晕、头痛等症状，但因为研究证据不足，临床基本不下这个诊断。

再如"交感神经型"，以往认为是颈椎周围的交感神经受刺激，反射性地引起头痛、头晕、耳鸣、看东西模糊、心动过速、面部疼痛麻木等交感神经症状。因为客观证据不足，确诊困难，现在也没确定是否存在这一分型。

总之，现有医疗手段下，很难确诊这两种类型，所以大家不能随便说"我是颈椎病引起的头晕"，医生都不敢这么说……

颈椎病的表现多种多样，想要确定自己是不是颈椎病，一定要综合各种症状、体格检查以及影像学资料来判断才行。

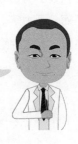

更多关于"颈椎病怎么看？"的内容，请扫描二维码，观看陈教授讲解视频。

头晕是不是颈椎病

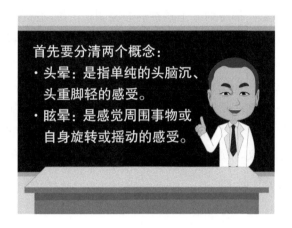

首先要分清两个概念：
- 头晕：是指单纯的头脑沉、头重脚轻的感受。
- 眩晕：是感觉周围事物或自身旋转或摇动的感受。

说得简单点，难受起来的时候，觉得自己"转""站不住"，是"头晕"；觉得周围东西"转"，是"眩晕"。

分清楚了这两种情况，"眩晕"的同学请起立，向后转，出门去耳鼻喉科。耳朵里管人体平衡的前庭系统生病，是导致"眩晕"常见的原因。

好，剩下真"头晕"的同学继续听课。

▶▶ 引起头晕的因素

颈椎病有可能造成头晕，但颈椎病出现头晕的患者的比例不高，甚至非常低。引起头晕的因素很多，常见的如高血压、低血压、贫血、颅内或颈部动脉硬化；神经精神因素如焦虑、抑郁、劳累等都和头晕有关。

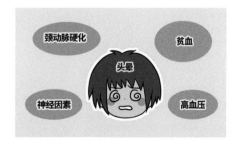

所以单纯的头晕很让临床医生头疼——引起它的原因太多，往往做了很多检查，还是没能逮住作乱使坏的真凶。

▶▶ 颈椎病和头晕的关系

我们再来看看与颈椎病有关系的头晕。

很多专业书上，都写到 2 个颈椎病的类型——椎动脉型和交感神经型，两者都可以表现出头晕。一般认为是由于骨质增生或颈椎不稳定，压迫到了椎动脉导致大脑供血不足或刺激了颈部交感神经，从而导致头晕。在临床上确实也有在接受了手术治疗后头晕就好了的病例。

但是，第一，这种颈椎手术后头晕改善的病例非常少；第二，头晕是个主观症状，除了靠患者说，医生很难用客观依据证实、描述它。所以这两种类型现在仍然有争议。颈椎病和头晕的关系，还有待医学界的进一步研究和认识。

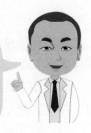

因为颈椎病造成血管压迫或出现头晕的情况非常少见。为了更高效地看病，头晕还是建议先去看神经内科！

更多关于"头晕是不是得了颈椎病？"的内容，请扫描二维码，观看陈教授讲解视频。

point 15 脸上发麻是不是颈椎病

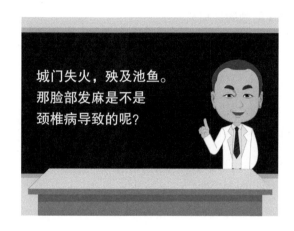

城门失火，殃及池鱼。
那脸部发麻是不是
颈椎病导致的呢?

为了弄清这个问题，我们需要知道：

- 脸上有感觉，是因为有神经支配。
- 脸上发麻，是因为支配脸部皮肤的神经受到了刺激或者损伤。

要引起脸上发麻，就得刺激到脸部神经，那么最终要弄清的问题就变成了：颈椎病能不能刺激到脸部的神经呢？

我们再看看右边这张图，它标示了脊髓发出所有神经各自的"势力范围"（皮节分布区）。颈椎发出的神经，缩写是 C，英文 cervical（颈的、颈椎的）的首字母；数字表示节段，C2 就是第 2 根颈神经。这张图上面，人脸上可是没有颈神经支配的，所以说"脸麻是颈椎病引起的"基本是不

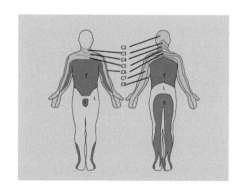

成立的。

当然也有例外，比如颈椎病分型中的其他型颈椎病，偶尔会出现面部疼痛麻木的症状，原因也不甚清楚，但这种情况非常少见。

而通过上图也可以解释，为什么通常医生会问哪里麻？胳膊哪里麻？手哪里麻？上面这张"势力范围"分布图，可以帮我们定位"作乱"的神经，初步断定颈椎病到底是发生在第几节颈椎。

事实上，支配面部的神经主要是三叉神经。因此当三叉神经发炎的时候，脸部才会出现剧烈的疼痛或麻木。

在排除其他型颈椎病导致脸麻的少见情况下，不要再把脸麻怪罪到颈椎病上了。

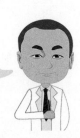

point 16 脖子痛一定是颈椎病吗

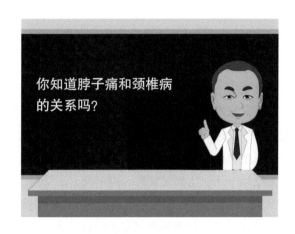

很多患者，第一次来门诊的开场白是："医生，我脖子疼，得颈椎病了，应该怎么办呢？"

问"怎么办"之前，先要弄明白"是不是"。

▶▶ 脖子痛 ≠ 颈椎病！

虽然脖子痛不一定是颈椎病，但它很有可能是颈椎病的早期信号。疼痛是非常常见的症状，是人类的保护机制，是你的身体在提醒你：这里有问题了！如果脖子痛反复发作，就应该到专业的脊柱外科医生那里去，看看到底是什么问题引起的。

我们常说的颈椎病指的是：颈椎椎间盘突出或者骨刺，压迫到了颈椎邻近的结构（如神经根、脊髓、血管等），所引起的一系列症状，如手麻、手脚无力、肌肉萎缩等。颈椎病患者可能会有脖子痛的症状，但脖子痛不是典型或者代表性的颈椎病症状。

颈椎病的发病过程是比较漫长的，主要与我们平时不良的工作和生活习惯有关。现代的生活方式和高强度的伏案工作，给我们的颈椎带来了更大的负荷。长期的高负荷会导致颈背部肌肉或者韧带劳损，这时候症状就可能表现为颈部的疼痛。如果再不注意，进一步加重，这种劳损就会使我们颈椎附近的肌肉和韧带难以维持颈椎的力学平衡，颈椎反曲，头部重力更多由椎间盘负担，甚至引起椎间盘突出和骨质增生，导致颈椎病的发生。

▶▶ 脖子痛了怎么办？

很多人脖子痛了的第一反应是去推拿按摩，但其实最好先去医院检查一下，明确病因。如果只是颈部肌肉劳损所致的疼痛，一般采用保守治疗。保守治疗第一条，是去除劳损的原因，比如避免长时间低头看手机。如果你总是这么"累"着脖子，医生追在后面治疗都没用啊！其实日常办公室工作中，隔1小时左右，站起来活动一下，比如耸耸肩、挺挺胸，活动一下颈部和腰背部，就是一种很好的保养，能有效地缓解长期低头工作带来的劳损。另外，教大家一个自我牵引的应急小动作：双手指交叉置于脑袋后面下方（枕骨下部），头向后仰。双手向上做垂直牵引，持续时间在10秒左右，重复5～6次。

其次就是药物和物理治疗。药物治疗主要是消除炎症和疼痛，还可以放松肌肉、改善血液循环。物理治疗也有类似的作用。医院常用的方法包括中频电和超短波，靠刺激肌肉、局部加热，达到放松肌肉、促进循环的作用。

最后，说回推拿按摩。中医的手法治疗，很大一部分疗效也是通过放松肌肉和促进血液循环起作用的。为什么在按摩前一定要先做检查呢？如果本身已经有了明显的椎间盘突出、颈椎不稳，在这基础上，用力推拿可能加重椎间盘突出，甚至造成急性脊髓损伤、瘫痪。鉴于后果严重，先做个检查还是很有必要的。

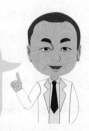

单纯的脖子痛，手腿活动没问题，也不疼，保守治疗就好。但选择治疗方法，一定要先做检查，看看脖子里面到底什么情况。

肩膀疼痛是不是颈椎病

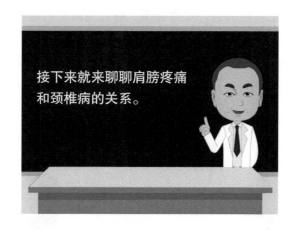

接下来就来聊聊肩膀疼痛和颈椎病的关系。

　　有一天，在门诊，一位老阿姨因为肩膀疼来看病，她自己怀疑是颈椎病引起的肩痛。我们给老阿姨做了详细的体检，发现她向外、向后抬胳膊不行，也会痛，"动不了"；肩关节周围按按，疼得很明显；但是颈椎拍个 X 线片也没看到什么异常表现。综合这些线索，我们可以基本认定：肩膀若有问题，肩周炎可能性较大，而不是颈椎病。

▶▶ 肩膀痛与颈椎病

　　我们的颈椎总共有 7 节。靠上部位的颈神经支配着肩部区域的感觉，所以相应位置椎间盘突出造成的颈椎病，确实会引起肩膀痛。但是，大家要注意了，颈椎病一般不会只有单独的肩膀疼痛，通常也会同时伴有肩膀区域或上肢麻木、疼痛，甚至上肢活动的无力感等。

▶▶ 肩膀痛与肩周疾病

肩关节本身出问题，如肩周炎、肩袖损伤、肌腱炎、肩胛上神经卡压等，都会引起肩部较明显的疼痛，而且往往会有活动时加重的特点。这个可以用来和颈椎病做鉴别。

- "肩周炎"，顾名思义，是肩关节周围的慢性炎症，也叫"五十肩"，多发生在 50 岁左右的人群，女性居多。肩周炎典型的症状是肩部逐渐产生疼痛，夜间为甚，逐渐加重，肩关节活动受限。体征是在梳头或者背手时有明显的疼痛。可通过下图所示动作进行肩周炎自检，若感觉肩部疼痛，应前往医院进一步确诊。

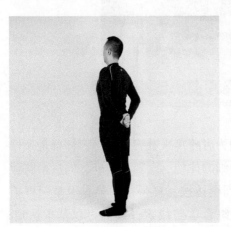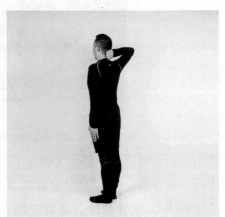

- "肩袖损伤"，顾名思义，是覆盖在肩关节周围，维持肩关节运动的肌肉和肌腱受损伤了。肩袖损伤占到肩痛的 30% 左右，这类患者通常有明确的外伤史。如果外伤后没有得到正确的治疗，后期会导致长期疼痛。有的患者由于受伤时间久，忘了自己的受伤情况，就容易联想到颈椎病。这类损伤通常发生在需要肩关节极度外展的反复运动，如仰泳、蝶泳、举重和挥拍运动等。

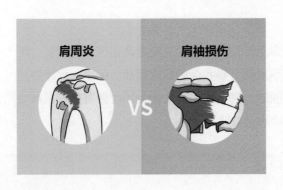

肩周炎　VS　肩袖损伤

● 其他如肌腱炎、肩胛上神经卡压也是长期运动或劳动累积的损伤导致的，这类疼痛当然在运动的时候最疼了。

所以当你只是肩膀痛的时候，还是要先看看关节外科的问题。明确病因，选择正确的治疗很重要。

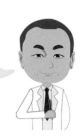

● 如果疼痛只在肩膀周围一圈，在活动时痛，那么肩关节出问题的可能性大。
● 如果疼痛往脖子、胳膊上面延伸，活动没力气，伴皮肤麻木感，那就要考虑颈椎病的可能了。

18 手麻就是颈椎病？颈椎病都会手麻吗

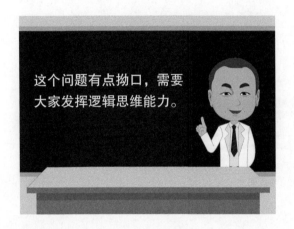

这个问题有点拗口，需要大家发挥逻辑思维能力。

手麻是颈椎病的症状之一，那么手麻就一定是颈椎病吗？或者反过来，颈椎病患者都会手麻吗？

▶▶ 颈椎病都会手麻？

首先搞明白，为什么会手麻？颈椎病有很多类型，临床上最多见的是神经根型颈椎病，就是神经根被突出的椎间盘、骨刺压迫了，或者本身容纳神经根的椎间孔变窄了，导致神经根受压迫，若压迫到支配手的神经，会出现典型的手麻症状。

然而，手麻只是大部分神经根型颈椎病会有的症状。也就是说，一部分患者可能没有麻木，而表现为疼痛、发凉等其他感觉异常。

如下图，神经的分布是分区域的。如果颈椎病变的位置较高，压迫的就不是掌管手的神经根，可能仅有颈肩部或上臂部的疼痛、麻木、无力，而不会有手的麻木。

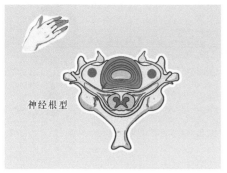

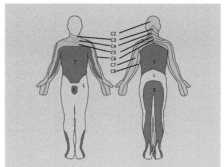

神经根型

然而，颈椎病不仅有神经根型，还有脊髓型和其他型。其他型颈椎病也有可能不出现手麻的症状。

▶▶ **手麻就是颈椎病？**

现在我们再来回答这个问题。考过选择／判断题的人都知道，过于绝对的选项一般都是错的！

除了颈椎病，能导致手麻的疾病还有周围神经受损伤，比如：腕管综合征（支配手的神经在腕部受压）、肘管综合征（支配手的神经在肘部受压）、糖尿病引起的周围神经损害等。

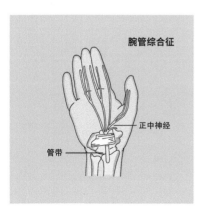

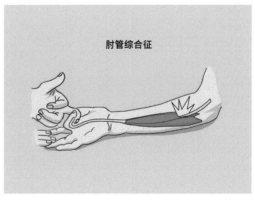

另外，一部分老年人会出现无法查明原因的手麻。所以，手麻并不是颈椎病的特征性症状，大家要注意鉴别。

引起手麻的原因有很多，颈椎病只是其中之一。医生要通过详细的体格检查和各种辅助检查来鉴别。

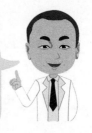

point 19 走路发飘，是不是得了颈椎病

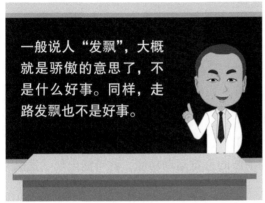

一般说人"发飘"，大概就是骄傲的意思了，不是什么好事。同样，走路发飘也不是好事。

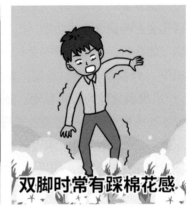

双脚时常有踩棉花感

典型的脊髓型颈椎病会出现下肢麻木无力，导致走路不稳，双脚感觉像踩棉花一样。

▶▶ 走路发飘的最常见原因

出现这种情况，最常见的原因是支配下肢运动和感觉的神经受到突出的椎间盘、髓核或者骨刺的压迫出现了功能异常。下肢运动和感觉的神经传导"高速公路"由大脑出发，经过脊髓、神经根，到达下肢。当上游的神经受到压迫损伤，大脑的指令将不能快速准确地传达到下肢，下肢的反馈信息也不能正确快速地传回大脑。如右图所示，我们可以将脊髓神经比作河流，脊髓受压，河水流动将不再通

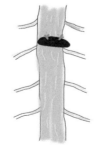
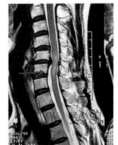

畅，下游必将出现问题。

这种情况下，就会出现下肢的力量变弱，肌肉僵硬，位置感觉异常，患者表现出走路像踩棉花一样，深一脚、浅一脚，走路不得劲儿。

▶▶ 走路发飘就是得了颈椎病吗？

其实除了颈椎病，很多其他疾病也会影响到脊髓的功能，出现"发飘"的症状，比如胸椎的骨刺、椎管狭窄，脊髓的肿瘤、炎症，蛛网膜（一层包裹脊髓的膜）粘连。还有神经本身的病变——不是被外来的东西压到了，而是神经自己坏了——比如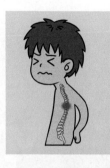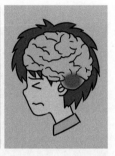多发性末梢神经炎，如果影响到下肢的感觉运动功能，就可能出现"发飘"的症状。

再就是脑的疾病，比如脑栓塞、脑出血、脑肿瘤等。身体的总指挥部都出现了问题，同样可出现走路不稳、容易摔倒。

但在我们前面说的这么多疾病里面，"脊髓型颈椎病"发病率高（得这个毛病的人多），并且"发飘"是典型症状（脑卒中经常有很多其他症状，比如发作当时头痛、昏迷和语言障碍等）。所以遇到这种"发飘""脚底下踩棉花"的情况，一定要来医院看看，不要觉得是"年纪大了，腿脚不好"而不以为然。医生会帮你做详细的鉴别诊断。

若感觉走路发飘或脚下发软，一定要来医院看看！这种情况处理不及时，有瘫痪的风险！

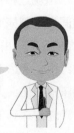

point 20 你的颈椎病打几分

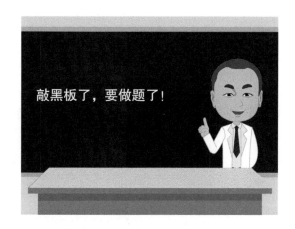

敲黑板了，要做题了！

这章讲一讲颈椎病症状的 JOA 量化评分。这个评分最早是日本骨科协会（JOA）推荐的，所以叫 JOA 评分。它能帮医生和患者量化评价颈脊髓的功能受损情况。总分 17 分，分数越低，表明神经功能损害越严重。

但需要说明的是：

● 这套题，只适合评价脊髓型颈椎病。神经根型颈椎病只有胳膊的症状，这个评分对它不适用；

● 分数高低只是用于评价严重程度，不是手术、治疗的标准。有的患者，即使分数不低，也是要做手术的。所以，不要拿分数高低来决定怎么治疗哦！

● 注意：如果分数低，一定是神经损伤很严重了，一定要早做治疗，不要再犹豫了！

▶▶ 第 1 个问题：上肢运动功能（胳膊、手好不好用）（4 分）

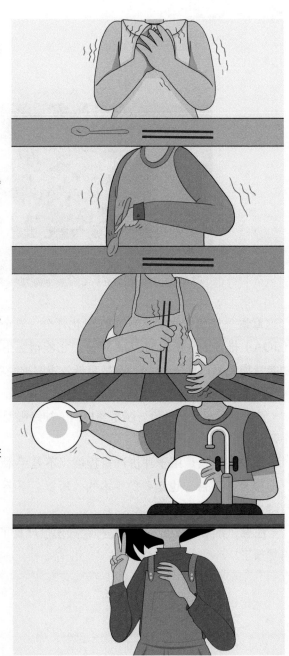

0 分：自己不能持筷子或勺子进餐。

1 分：能持勺，但不能持筷子。

2 分：手虽不灵活但能持筷。

3 分：能持筷和进行一般家务，但手笨拙。

4 分：正常。

▸▸ 第 2 个问题：下肢运动功能（腰、腿好不好用）（4 分）

0 分：不能行走。

1 分：平地行走需要支持物。

2 分：平地时不需要但上楼时需要支持物。

3 分：不需要支持物，但行走不灵活。

4 分：正常。

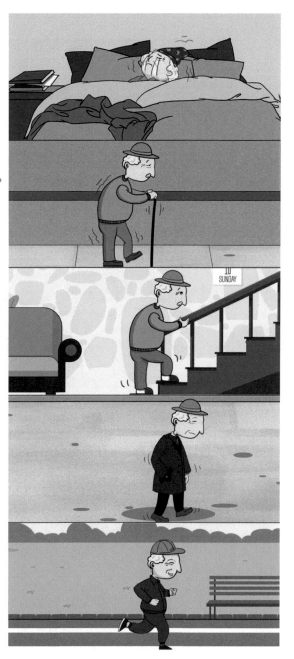

第 3 个问题：感觉（每个小题 2 分，共 6 分）

3-1 胳膊的感觉（麻不麻？摸东西感觉正常吗？）（2 分）。

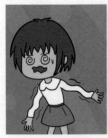 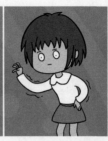 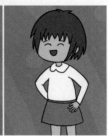

0 分： 1 分：有轻度感觉 2 分：
有明显感觉障碍。 障碍或麻木。 正常。

3-2 腿的感觉（麻不麻？摸上去感觉正常吗？）（2 分）。

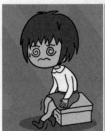 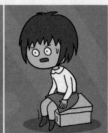 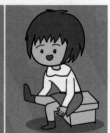

0 分： 1 分：有轻度感觉 2 分：
有明显感觉障碍。 障碍或麻木。 正常。

3-3 身体的感觉（麻不麻？肚子有觉得像勒了个腰带吗？）（2 分）。

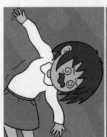 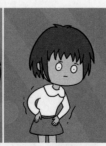 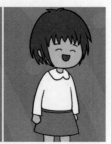

0 分： 1 分：有轻度感觉 2 分：
有明显感觉障碍。 障碍或麻木。 正常。

▶▶ 第 4 个问题：小便（尿尿正常吗？）(3 分)

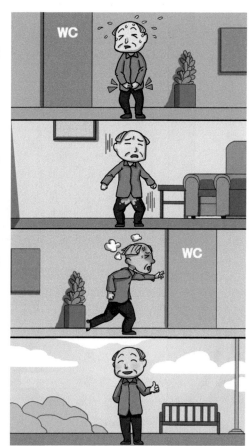

0 分：肚子好涨，但就是尿不出来（尿潴留）。

1 分：尿尿好费力，或者管不住小便（尿失禁）。

2 分：尿尿有点费力，不停地跑厕所（尿频）。

3 分：正常。

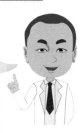

• 把上面每个问题的得分加起来，就是你的总分了。你得了多少分呢？

• 正常人肯定得的是满分（17 分），即使得了 16 分也是有问题的，需要请医生帮忙找出病因。

• 如果有选到 0 分、1 分的选项，哪怕总分不低，也要来医院看看哦！

21 什么是根性痛

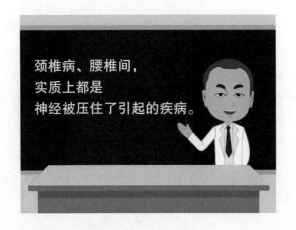

颈椎病、腰椎间，
实质上都是
神经被压住了引起的疾病。

　　"根性痛"就是神经根受压引起的疼痛，典型的是从脖子、肩膀，沿胳膊向指尖，或从腰部、臀部，向足底的"放电样"疼痛，这是（神经根型）颈椎病和腰椎间盘突出症的典型症状。可以理解为神经根被压住后发出的"求救的呐喊"。

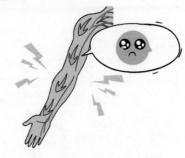

　　我们还按照之前的思路解释根性痛——哪里痛？什么时候痛？怎么个痛法？

▶▶ 哪里痛？

　　典型的根性痛，是沿着一只胳膊或者一条腿，从近到远，"一条筋"痛下去。位置一般是相对固定的，总是"那一条筋痛"。有的患者有多根神经被压住了，也可能出现一段时间"这根筋痛"，过一阵子"另一根筋痛"的情况。一般都是一侧胳膊或腿。如果是两侧都痛，则还可能同时发生了"椎管狭窄"。另外，还需前往神经内科或血管外科排除其他疾病。

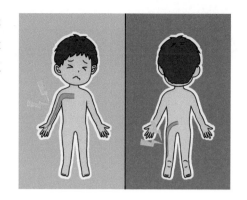

▶▶ **什么时候痛？**

根性痛发作不分白天还是黑夜，"想痛就痛"。有时，活动活动脖子或腰，或者保持在某个位置，疼痛症状即可缓解。

▶▶ **怎么个痛法？**

典型的根性痛像"过电"一样，也如俗话所说的"撞到麻筋儿"一样。颈椎病和腰椎病的根性痛，可能持续几小时或几天。疼痛程度每个人不一样，有的人可能痛得惊天动地，抱着胳膊不知道怎么办好；而有的人痛得没有那么厉害；还有人感觉不是痛，而像"吊牢了""绷紧了"，反正不舒服。

给大家划重点，"一只"胳膊（或"一条"腿），沿着"一侧"，"一条筋"持续痛下去的情况，很可能就是神经压迫导致的根性痛。记住这三个"一"。

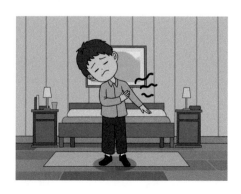
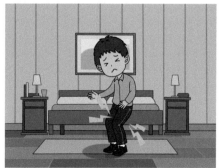

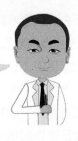

上面说的都是最典型的症状，实际生活中很少有人会病得和教科书写的典型症状一模一样。如果有反复的疼痛，还是来医院看看更保险。

22 根性痛，一定就是颈椎病、腰椎病吗

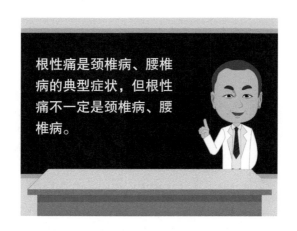

开头有点像绕口令，大家能理解吗？

颈椎病和腰椎间盘突出症，是突出的椎间盘／骨刺压到了神经而引起的毛病。神经被压到，就可能出现之前讲的"根性痛"。所以说：根性痛，是颈椎病和腰椎病的典型症状（绕口令第一句）。

但能压到神经的，可不光是椎间盘或骨刺，其他东西（例如瘢痕、炎症、肿瘤）压到或者只是刺激到神经，一样可以出现"根性痛"。所以说：根性痛，不一定是颈椎病或腰椎病（绕口令第二句）。

让我们用交通道路打个比方。下图中横向的高架路，是某城市核心城区的交通要道，主要的堵车地点包括（但不限于）：A 出口、B 出口、C 出口、D 出口。

这条路堵车的时候，要疏导交通，肯定得先明确，这次到底是堵哪儿了？同样，患者出现"根性痛"的症状，医生也得先弄明白，神经在哪儿被压到了？

假如你的胳膊是这片城区，红线画的"尺神经"就相当于高架路。它从颈椎出来，一路到指尖。尺神经常见的、可能被压迫的地方，包括（但不限于）："神经孔""胸廓出口""尺神经沟""腕部"。

尺神经在这几个位置被压，对应的疾病分别是："颈椎病""胸廓出口综合征""肘管综合征""尺神经腕背支卡压综合征"。这么专业的疾病名字，记不住也没关系。这些毛病，都可能引起神经的根性痛，同时还可能有麻木、僵硬的感觉。

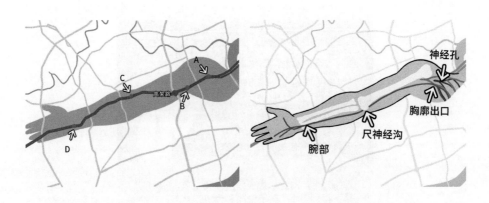

很典型的症状，是"堵点"以下疼痛麻木，以上不影响。例如在"尺神经沟"压住了，症状在胳膊肘以下（小指麻木、不适，写字、用筷子动作不灵活），胳膊肘以上不会麻木。但不典型的时候，颈椎病压在"神经孔"的地方（图中右上），也可能只是手麻。

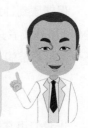

神经受到刺激、压迫，就会有"根性痛"的症状。不同位置受到刺激，是不同的毛病，不能都当成颈椎病或腰椎间盘突出症。

point 23 腰痛是不是得了腰椎间盘突出症

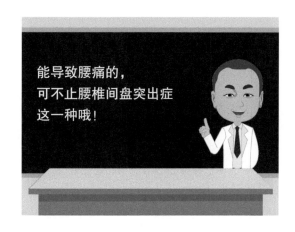

能导致腰痛的，
可不止腰椎间盘突出症
这一种哦！

　　腰痛是脊柱外科常见的问题，也是大部分腰椎间盘突出症患者都有的症状。腰痛也是个非常普遍的问题，据说每个人一生中都会体验至少一次。我们前面也说了，它是影响生活质量的"专项冠军"。腰椎间盘突出症也常常是以腰痛为最初的症状，后来蔓延到腿部，或者一开始就是腰痛加腿痛。

　　当然，也有部分人只有腰痛而没有腿痛。突出的髓核压迫和伴随的炎症刺激，影响到周围的组织和神经，可以导致腰骶部弥漫的痛感。但是，更多的慢性腰痛来自腰部的过度劳损，导致腰部肌肉、筋膜或小关节的慢性损伤

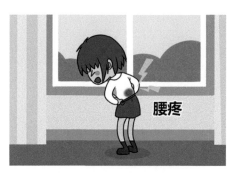

腰疼

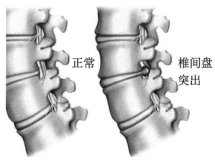

正常　　　　椎间盘突出

性炎症，天气变化、过度劳累常会加重疼痛。

对于来自肌肉和筋膜的腰痛，我们建议要避免过度劳累，适度进行腰背肌锻炼或者服用止痛药物，做做理疗。

腰椎的其他疾病，如肿瘤、结核、骨折，都会导致腰痛。还有一些腰痛是全身疾病的局部表现，比如强直性脊柱炎、银屑病性关节炎、骨质疏松等。急性腰痛的话，还要注意和急性阑尾炎、尿路结石、尿路感染这些疾病鉴别。

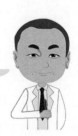

腰痛的原因多种多样，可不能只盯着腰椎间盘突出。

point 24 什么是盘源性腰痛

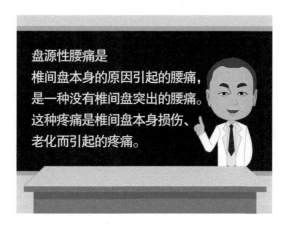

盘源性腰痛是
椎间盘本身的原因引起的腰痛，
是一种没有椎间盘突出的腰痛。
这种疼痛是椎间盘本身损伤、
老化而引起的疼痛。

　　提到椎间盘问题，人们更为熟悉的是"椎间盘突出"：颈椎间盘突出，胸椎间盘突出，腰椎间盘突出。

　　腰椎间盘突出压迫神经，可能会出现腰痛症状，但引起腰痛的原因可不止这一种。如前所述，腰椎小关节炎、腰肌劳损、筋膜炎、腰椎滑脱等，都是引起腰痛的常见原因。盘源性腰痛，也是其中的一种。

　　研究显示，人类骨骼发育成熟以后，椎间盘就进入了"变老"的过程，但"变老"的速度存在个体差异。有的人衰老得比较着急，有的人却"永葆青春"。

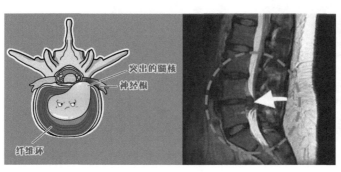

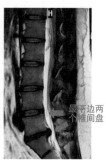

尤其是腰椎最下边两个椎间盘，最容易出现老化。盘源性腰痛也最常发生在这两个椎间盘。

随着年龄的增长，椎间盘不断老化，髓核水分不断丢失，包裹在髓核外围的纤维环可能会在日常活动中出现撕裂损伤。

纤维环伤了，就要修补；自身修复过程中，会伴随着微血管、神经纤维的长入。

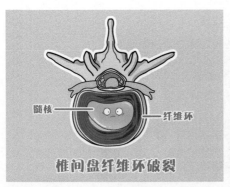

椎间盘纤维环破裂

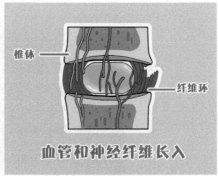

血管和神经纤维长入

微血管在促进损伤修复的同时，也会将炎症因子带入椎间盘。椎间盘内炎症因子刺激神经纤维，是引起盘源性腰痛的重要原因。

还记得前面讲的椎间盘突出的故事吗？纤维环＋终板，是"封印"髓核的盒子。

纤维环撕裂了会带来炎症因子，

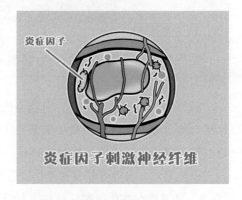

炎症因子刺激神经纤维

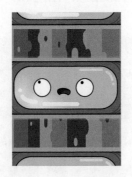

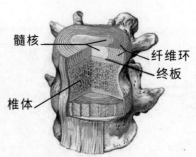

终板坏了也会。椎间盘完整性遭到破坏，"封印"解除后，比髓核突出更快的，是炎症介质进入椎间盘，刺激疼痛感受器，出现腰痛。这就是盘源性腰痛。

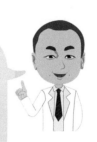

还记得吗？髓核是全身最大的免疫隔离组织，它和免疫系统不见面。一旦见面了，就会被当成"异物"，引起发炎，就可能伴随出现疼痛症状。

25 盘源性腰痛的诊断

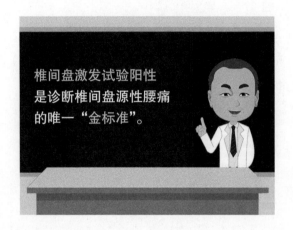

椎间盘激发试验阳性
是诊断椎间盘源性腰痛
的唯一"金标准"。

▶▶ **盘源性腰痛的特点**

盘源性腰痛的典型痛法是反复的腰部疼痛，疼痛的程度个体之间差异很大。疼痛的位置大概就在我们一般系裤腰带的高度。这种痛很少是过电、刀子割那种痛（锐痛），更多是一种找不到疼痛点、"闷闷"的痛，医学术语叫"钝痛"。累了、坐久了、站久了、突然起身或者搬了重东西以后，容易感觉到痛，或者痛得厉害了。但盘源性腰痛的阶段，往往还没有椎间盘的严重突出，也就没有神经的压迫，所以不出现腿疼、腿麻这些症状。

另一个特点，就是卧床休息以后，疼痛一般可以减轻。

盘源性腰痛的患者，腰椎磁共振成像（MRI）一般都会有椎间盘的明显老化：椎间盘膨出、椎间盘"变矮"（高度下降）、椎间盘髓核信号降低等。

但前面也说了，腰痛的原因千千万。光是腰痛加上 MRI 上显示腰椎间盘有老化，可不够得出"你这是盘源性腰痛"的结论。那可怎么办？

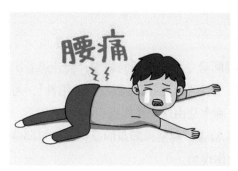

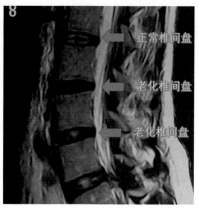

正常椎间盘

老化椎间盘

老化椎间盘

有的盘源性腰痛，忍忍就过去了；而有的真能让人痛到生活不能自理。对于后一种，医生使出了浑身解数，与之死磕。于是，有了一种专门用于诊断盘源性腰痛的检查：椎间盘激发试验。这种检查方法是"有创"的，要用穿刺针一直扎到椎间盘里去，然后打入造影剂，诱发出和平时一样的疼痛。所以，一般用在排除了其他腰痛病因，高度怀疑盘源性腰痛的患者。

▶▶ 椎间盘激发试验的步骤

1. 借助 X 线的"透视眼"，将一根穿刺针从腰背部直接穿到目标椎间盘内部（高度专业操作，请勿模仿）。

2. X 线透视，确认穿刺针的位置准确无误。X 线片大家见过，是平面（二维）的，人是立体（三维）的，所以需要多个角度透视确认。

3. 通过穿刺针，将造影剂注入椎间盘内。

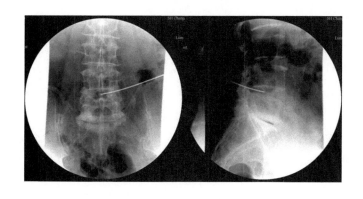

在造影剂注入过程中，有问题的椎间盘受到造影剂的刺激，会让患者出现与平时性质、部位一样的腰部疼痛。这就叫"椎间盘激发试验阳性"，可以确定患者的腰痛确实是盘源性腰痛，确实是由这个椎间盘引起的。

这时再进行腰椎正位、侧位 X 线片检查，观察椎间盘的显影，可以间接地看到我们前面说过的纤维环、终板损伤现象。

纤维环撕裂时，会看到椎间盘里面的造影剂漏到外面来了。完整的"封印"（纤维环＋终板）不会"漏水"，但如果纤维环有了裂痕，造影剂顺着裂痕漏出来，在 X 线片上就会看到这个"漏出"的痕迹。

终板如果有了损伤，就会看到造影剂"漏"到上下的骨头里去了。

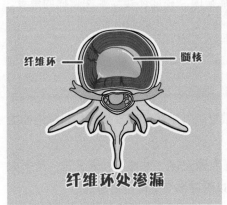

纤维环　髓核

纤维环处渗漏

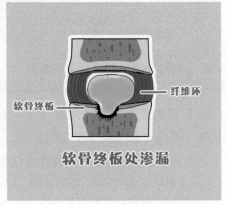

纤维环

软骨终板

软骨终板处渗漏

这个检查毕竟是有创伤的。钢针扎进去一回，一定要把能做的都做了！确认钢针在椎间盘里面，用造影剂检查过有没"渗漏"以后，医生还会再往椎间盘里面打局部麻醉药和消炎镇痛药。如果是盘源性腰痛，并且打对了地方（有时好几个椎间盘都老化、变黑了，到底哪个才是罪魁祸首），那么疼痛就会有明显缓解。

经过激发试验、药物治疗这么两步，医生就可确认，你是不是盘源性腰痛；还能明确"责任病灶"是哪一节椎间盘；而且能顺带做个治疗——部分患者打入药物治疗以后，疼痛很久很久都不会复发。虽然是个有创检查，但还是很有益的。

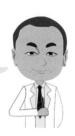

没做激发试验，可不能武断地判断，腰痛就是盘源性腰痛了。

point 26 盘源性腰痛的治疗

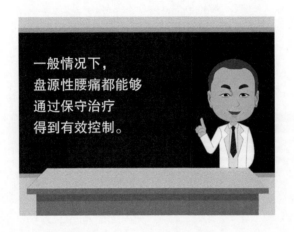

一般情况下，盘源性腰痛都能够通过保守治疗得到有效控制。

▶▶ **保守治疗之"靠自己"**

所谓"保守治疗"，就是很多患者心心念念的"不开刀"。但对于盘源性腰痛来说，"不开刀"的治疗最主要靠自己，而不是医生；或者说，治标靠医生，治本靠自己。

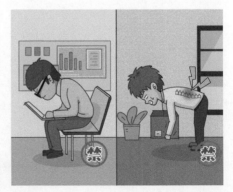

"靠自己"的第一点，是改善日常生活、工作习惯。颈腰背痛很大一部分，是因为骨骼肌肉系统的老化造成的。要让身体这部分零件"耐用"，适当的保养是必需的。

久坐、搬重物、长时间伏案工作、长期机动车驾驶这些习惯，都会加重椎间盘本身所承受的负荷，导致腰椎

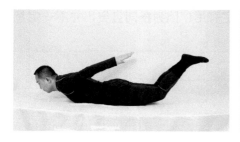
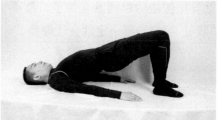

的老化加速。保持良好的工作生活习惯，可以有效避免这些引起腰椎老化、盘源性腰痛的诱发因素。

"靠自己"的第二点，是腰背肌肉的功能锻炼。肌肉强大了，可以提高腰椎骨头、韧带整体的稳定性，大大减轻椎间盘本身承受的压力。运动基础差的，可以从游蛙泳开始；游泳也不会的，可以先试试上面两个动作（详见"长征去痛十八式"，在后面的章节中介绍）。

▸▸ 保守治疗之"靠医生"

得了盘源性腰痛，医生的办法包括理疗、腰围保护，还可以吃药，其中最常用的药物治疗方案是：口服消炎止痛药物，也可以配合外敷消炎止痛、活血止痛的贴剂。"药如其名"，这类药物可以消炎、止痛。

上一章说了，椎间盘激发试验后，医生还会在椎间盘里注射局麻药和消炎镇痛药。两者相加，可以镇痛，减轻炎症反应，消除炎症因子对痛觉感受器的刺激，对盘源性腰痛是一种非常有效的治疗方式。虽然一样是用药，但这种用药是有创手段，不能算保守治疗了。

▸▸ 如果保守治疗不管用呢？

休息了，锻炼了，药吃了，甚至穿刺打药都做了，盘源性腰痛还是不见好，而且疼得厉害，影响正常工作生活——在这种情况下，"保守治疗"就不行了，只能用手术的方法，把发病的椎间盘切除，这样就去除了疼痛的病因。不过前提是，确认是盘源性腰痛，确认"有罪"的椎间盘，不然就算把腰椎的椎间盘全切了，都不一定有用！因为椎间盘突出并不一定是"罪"，突出的不一定就会让你痛。

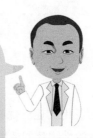

改善生活习惯，去除"虐待"椎间盘的坏习惯，是保守治疗的第一要务。再不行，就吃药、做理疗、上腰围；还不行，做个微创手术；要还不行，那只能开刀了……

颈腰背痛之
生活篇

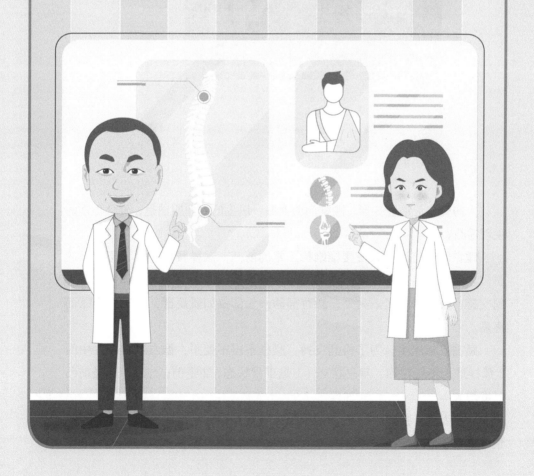

27 睡了硬板床，怎么还是腰痛

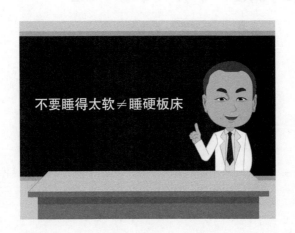

▸▸ 床"太硬"

人的脊柱正常呈 S 形，腰椎向前弯曲，医生的专业叫法是：腰椎正常的生理前凸。

睡觉时也应该尽量使腰椎维持正常的前凸，这样腰椎间盘和腰背部的肌肉才能获得良好的休息。床若太硬，板直板直的，平躺时腰部悬空得不到支持，反而费力了。另外，腰背部的凸起部位如骶尾部，也容易受压而疼痛。

睡在硬板床上，为了得到支持，腰椎不得不变平，像左下角图片中间2那样进入不正常的、扁平状态（1是正常状态，2是前凸消失，3是前凸过度增大）。

人睡着了，腰椎却在"熬夜加班"，时间长了出现腰肌劳损、腰酸背痛，也就不奇怪了。

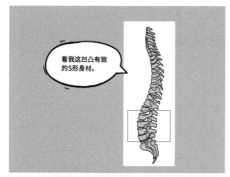

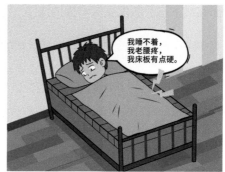

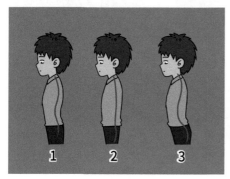

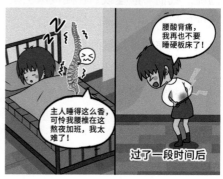

▶▶ 睡姿不良

有些人睡觉习惯半侧躺着，即介于平躺和侧躺之间的姿势；或者"拧麻花"一样扭腰，导致腰肌不能很好地放松，同样会出现腰背酸痛。

一款软硬适中的床垫，关键还是因人而异。必须充分体验平躺、侧躺时，脊柱支撑是否合适，躺上去有没有腰背部酸痛的不适感；平躺或侧躺时，臀

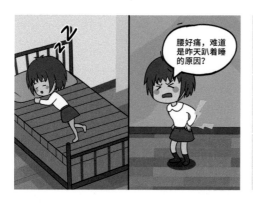

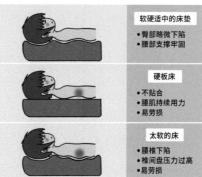

部略微下陷、腰部支撑牢固的床垫，才能让脊柱得到真正的睡眠。

▶▶ 硬板床的正确使用方式

　　老人常说，睡硬板床对腰好。那么硬床板的正确使用方式是怎样的呢？我们一般建议：在硬板床上垫适度厚的棉垫，这样既能够让脊柱完全放松，完美地接触硬板的板面，同时棉垫可以起到缓冲压力的作用，减轻硬板对脊柱的反作用力。

　　对于老年人，这一层棉垫还可以预防褥疮的发生。

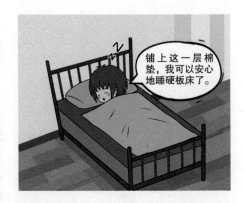

铺上这一层棉垫，我可以安心地睡硬板床了。

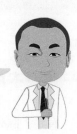

棉垫的厚度与体重、胖瘦也有关。总之，不能太硬，也不能太软（太塌）。

point 28 什么是睡姿不良

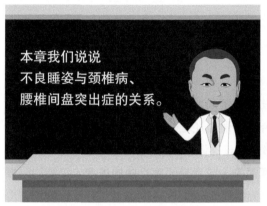

本章我们说说不良睡姿与颈椎病、腰椎间盘突出症的关系。

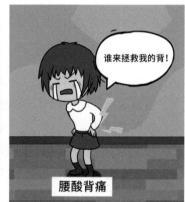

谁来拯救我的背！

腰酸背痛

"站着不如倒着"，这句俗话对于脊柱来讲，却并不一定适用。虽然第一感觉是躺下来，颈椎不用撑着脑袋，腰椎不用撑着上半身，脊柱受力更少，但其实很多睡姿对颈椎、腰椎并不友好。人的一生，三分之一的时间是在床上度过的，所以可不能小看睡姿对脊柱的影响。睡姿不良会引起肌肉劳损，导致颈腰背痛。

▶▶ 哪些情况属于睡姿不良？

首先，趴着睡觉容易得颈椎病。因为趴着睡觉时，鼻子向下，为了保持呼吸顺畅，大多数人会选择扭着脖子睡觉。这样最容易导致颈部肌肉、韧带的慢性损伤，这也是发生颈部不适的最常见原因之一。

其次，很多人喜欢半躺着看书、看电视，或者窝在沙发里刷手机。

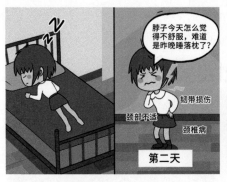

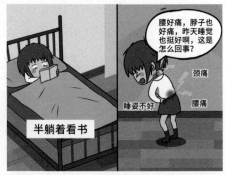

▶▶ 最佳睡姿

前面说这些睡姿违背了脊柱的正常曲度，损害了脊柱整体平衡。久而久之，颈腰背痛就会找上门来。合理的睡姿还是平躺和侧躺。平躺时，颈部自然伸直于枕头上；侧躺时，颈部保持与身体中轴为一直线。

对于颈椎变直（正常的曲度消失）或者是轻度反曲的患者，平躺的时候脖子后面垫高（有专门弧度的枕头或者毛巾卷），让颈椎处于一个轻度的"自然伸展位"，想象自己45°角看天。

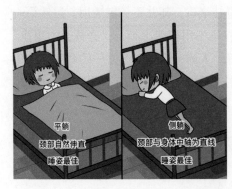

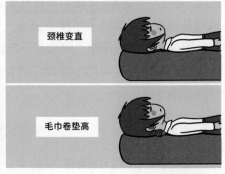

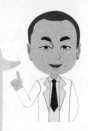

睡觉也讲"横平竖直"。"扭麻花"样的睡姿，让脊柱、肌肉都无法放松。
避免长时间半卧看手机、看电视，尤其是窝在沙发里休息。

29 "高枕"真的可以"无忧"吗

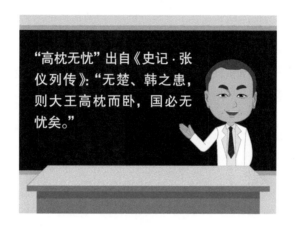

后面的事大家也都知道了，齐国被秦国灭了，"高枕无忧"是张仪骗人的。

颈椎也是如此。高枕睡觉，颈椎被迫过度屈曲，造成颈部肌肉韧带劳损，甚至椎体移位、神经压迫。

所以说"高枕"不"无忧"——高枕要患病！

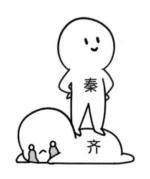

合适的枕头应该能够给颈部正常的支撑，不能让颈部过度屈曲，做到这一点就是好枕头。荞麦皮、豆子枕头可以自己挤挤、拍拍，堆出这样一个弧度，但睡着以后翻来翻去，就不知道会被压成什么样了。而且，其中是什么材料并不重要，不用太纠结。

商店卖的枕头，有专门做出弧度的，也有中间低、四边高的。那枕头究竟该多高才合适呢？

一般说，侧卧时枕头的高度能使头部与躯干保持水平，也就是一侧肩高

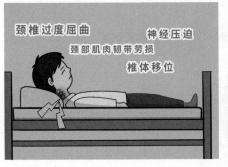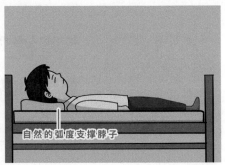

颈椎过度屈曲　　神经压迫
颈部肌肉韧带劳损
椎体移位

自然的弧度支撑脖子

为宜。这样枕头的高度一般为 10～15 厘米。每个人脖子的高度不一样，小朋友和大人不一样，最后还得自己试试，适合自己的才是最好的，多少钱、啥牌子都不重要。

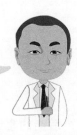

记住：枕头可不只是用来枕"头"的，高枕则颈椎有忧！

point 30 落枕是怎么产生的

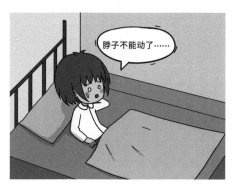

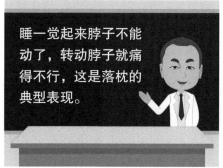

▶▶ 落枕是如何产生的？

落枕的原因很简单，脖子后面的肌肉紧张、痉挛（jìng luán）。有人问什么是痉挛，其实就是肌肉抽筋了，放松不下来。

● 夜里睡觉姿势不好，脑袋整晚都扭着，脖子上的肌肉被过度拉长、挤压，或者脑袋得不到有效支撑，脖子上的肌肉为了拉住脑袋要一直工作，都会导致肌肉紧张、痉挛。

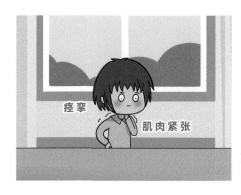

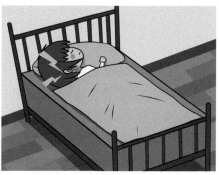

● 另外，颈椎的后面是医生讲的"小关节"。大部分人可能啃过鸭脖子，就是我们吃鸭脖啃到最后那些细细小小的、凸起来的小骨头。脖子扭着、受力不正常时，这些小关节也跟着承受压力，时间长了就会发炎，也会造成疼痛，使活动受影响。

● 此外，脖子受凉时，肌肉会紧张，以产生热量，但如果一直处于受凉状态，肌肉持续紧张，就可能引起痉挛。

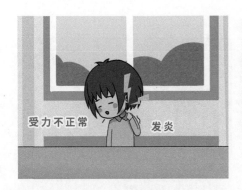

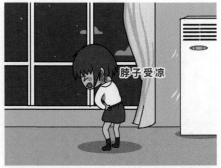

▶▶ **如何预防落枕？**

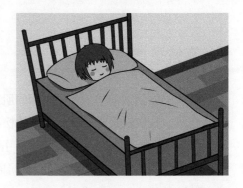

● 注意挑选厚度和软硬度合适的枕头。

● 要注意夜间脖子保暖。

● 保持良好的睡姿。

▶▶ **如何治疗落枕？**

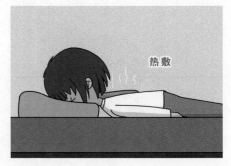

● 使用热水袋或者毛巾热敷。

● 局部涂点药膏，或者贴点膏药。但要注意不要用对皮肤有强刺激性的药，避免引起药疹等皮肤损害。这类药，药房可以买得到，不需要处方。热敷、贴膏药还不行的，那么情况就有点严重了，建议到医院的脊柱外科看一看。如果需要理疗的话，建议到医院理疗科去做一些正规的理疗。

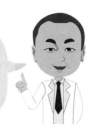

落枕，是颈部肌肉"抽筋"了。热敷、轻轻按摩或者涂药可以缓解症状。

point 31 久坐族，如何拯救你的腰背

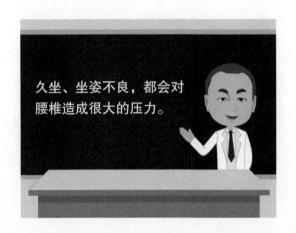

久坐、坐姿不良，都会对腰椎造成很大的压力。

坐着，是现代人最常见的姿态。纵观人类数百万年的进化史，我们从来没有坐过那么久。近30年来，随着电脑和网络的普及，"坐"彻底占据了人们的工作、学习和生活。学习离不开电脑，开会也是久坐，回到家中最喜欢的姿势可能就是"葛优躺"，或者窝在沙发里看电视。青少年则更是如此，上学、做作业、复习功课都得长时间坐，户外活动也越来越少。因此，临床上我们发现，越来越多的年轻人已经开始频频发作腰痛，甚至有的已经需要手术治疗。

▶▶ 久坐的危害

久坐是日常对腰椎最不友好的动作，是腰椎疾病的重要原因之一。研究表明，标准坐姿时，腰椎承受的压力大概是站立位的1.4倍，坐位前倾（例如屁股坐在椅子上、上身扑在桌子上）、坐姿后倾（例如葛优躺）压力会进一步升高到1.8倍左右。长期的腰椎压力增大会使腰椎间盘老化加速，

甚至导致椎间盘突出、腰椎骨质增生，压迫神经，引起腰痛和腿痛。如果椎间盘已经受过外伤，久坐无疑是雪上加霜。

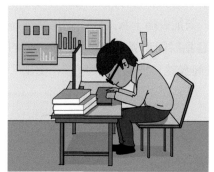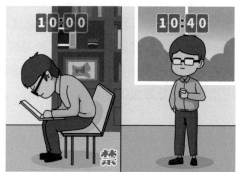

▶▶ 实在要坐怎么办？

有些腰痛的患者要哭了：我知道久坐不好，但我是办公一族啊，无法避免"坐"，我该怎么办？

三点建议，用正确的"坐"法防止腰痛。

● 注意坐姿。

"坐如钟"，就是正确坐姿。坐时，保持腰椎正直、生理曲度正常（也就是腰椎的前凸）。可以挑选一些合适的靠垫，避免弓腰或者"葛优躺"。靠垫的挑选标准，以符合人体力学、能维持腰椎前凸为准，因为还要结合你的椅子、桌子等具体情况。要选择最适合自己的，别人用着好的未必适合你。

已经有了腰椎间盘退变、疼痛反复发作的，实在要久坐，例如参加重要的大型会议，可以佩戴腰围保护，减轻腰部的负担。会开好了，记得拿下来，不要长时间依赖。

● 定时活动。

我们一直都说的是，避免"久"坐，不是"不能"坐。对于办公室白领来说，可以自己定一个闹钟，每隔 40 分钟或 1 小时，起来走走，换换姿势，伸伸胳膊腿，休息休息眼睛，和同事聊聊天——既能养生保健，又能增进人际关系，可谓一举两得！这个招数简便、易行，还不花钱，一定要坚持用起来！

●腰背肌功能锻炼。

平时加强腰背肌锻炼，可以在久坐时坚持维护腰椎的正常曲度、平衡受力，对抗久坐对腰部的"虐待"。锻炼方法很多，大家根据自己的运动水平选择。有条件可以做户外运动，例如游泳、慢跑等。喜欢宅家锻炼的可以参考本书最后一篇，我们的"武功"秘笈——长征去痛十八式！

总而言之，养成"科学坐"的习惯，包括时间和姿态，对于保护我们的腰椎间盘是非常重要的，否则我们的腰椎间盘就可能累到"移位""突出"，压迫神经，导致腰腿疼痛。

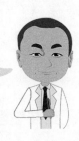

特别要提醒的是，千万不能陷入"痛了注意一阵，不痛就放飞自我"的恶性循环，一定要长期坚持好的习惯，以预防为主。

说到这里，看书的你，看看自己现在是什么姿势？坐了多久了？休息一会儿，站起来走走吧！

更多关于"从坐姿谈日常腰椎保护"的内容，请扫描二维码，观看陈教授讲解视频。

32 老司机，如何拯救你的脊柱

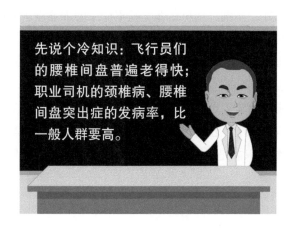

为什么呢？因为，驾驶高速交通工具有 3 点对脊柱不好。我们就一条一条谈谈对策。

▶▶ 久坐

首先，是我们上一章刚说过的问题——久坐。老司机比办公室一族，更避免不了久坐的困扰。开车几个小时，最多只能拱一拱，姿势都不变，比坐办公室还"虐待"腰椎！飞行员们更是如此，国际航班一飞十几个小时，也是长期久坐。

解决这个问题，最好的办法当然还是每 40 分钟或 1 小时能站起来，伸伸胳膊腿。私家车开长途的，最好 1 小时进一下休息站，下车直直腰。出租车、货车师傅们赶活儿，也尽量给自己"挤"点休息时间。对于只能久坐的情况，调整好座椅、配个腰垫，减少腰椎承重，也是好办法。

▶▶ 加 / 减速

除了久坐之外，车辆、飞机起步 / 刹车产生的加速度 / 减速度，也会对椎间盘造成应力，加速其老化。如果这种应力频繁累积，例如交通拥堵的大城市出租车司机面临的状况，或者力量很大，例如战斗机飞行员面临的情况，那么椎间盘的老化"加速"就更容易体现出来了。

飞机的加速度要求，是没法改变的，所以这些年医生、工程师也在合作研究怎么改进座舱设计，怎么制作专用的护具。对于城市堵车面临的"走走停停"，我们的建议只能是：不要急，不要抢！慢踩油门，慢踩刹车！

▶▶ "挥鞭伤"

挥鞭伤，可以理解成一种极端的减速过程造成的损伤，一般多见于汽车追尾的情况。在车子急停那一下，车上的人身体被安全带固定住了，脑袋还在按着惯性往前，脖子跟着前移，再甩回来。

这个过程，脖子就像抽陀螺的鞭子，挥出去，再甩回来。想想挥鞭子时的那声脆响，你都能感受到脖子承受的力量。轻则肌肉、韧带拉伤，造成脖子痛；重则可导致骨折脱位，甚至损伤脊髓，引起瘫痪。

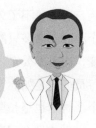

要预防"老司机"的颈腰背痛，思想上高度重视，良好的驾驶习惯是最重要的。

point 33 "低头族"和"手机颈"

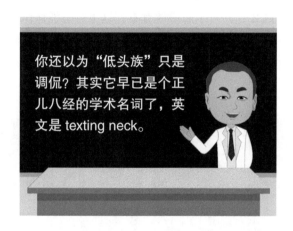

你还以为"低头族"只是调侃？其实它早已是个正儿八经的学术名词了，英文是 texting neck。

上一章我们讨论了开车对腰椎的害处，还在计划贷款买车的同志们会不会有一丝小开心——挤地铁原来可以避免对腰不好呀！

可你想过脖子吗？在地铁车厢里放眼望去，已经是"低头族"群体聚集的现场了！

▶▶ "低头族"的"手机颈"

手机的普及，让地球上多了一个群体——"低头族"。从"含胸低头"的古猿到"挺胸抬头"的现代人，经历了数千万年的进化；现代科技不用50年（第一部移动手机于1973年被发明出来），就迅速让我们又含胸低头了。"进化"（退化？）如此迅速，颈肩痛就找上门来了。

更多关于脊柱进化故事的内容，请扫描二维码，观看张教授讲解视频。

用手机的人，67.8% 都会有不同程度的脖子不舒服。这个数字，是一个很高级别的研究于 2017 年发表在专业期刊上的数据。同样，还有专业研究观察了 20 岁出头的年轻人，确认频繁使用手机会导致颈肩痛发生率增高。

抬头看手机的时候，也就是脖子伸直（0° 成角）的时候，颈椎承受的压力只有 4.5～5.4 千克，也就是成人的头部重量。头越低，由于简单的杠杆原理，颈椎承受的力量就越大，低头 60° 的时候已经是 27 千克了！快 6 倍了！4～5 千克啥概念？27 千克又是啥概念？

来，我们换成 2 升的可乐瓶给你看看，这下有感性认识了吧？我要是拿这么多可乐让你顶着，你是绝对不会答应的；可看手机的时候，你可是心甘情愿地承受着这个负担。

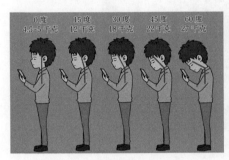
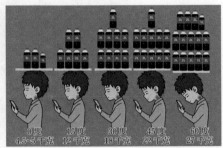

要想远离颈肩部疼痛，就要"抬头做人"。可是不低头怎么看手机呢？毕竟工作也在手机里呀！

来，参考我们臧法智医生的示范。把手机举起来，和不低头情况下眼睛

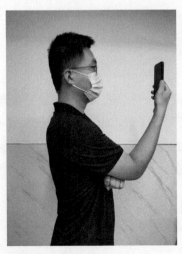
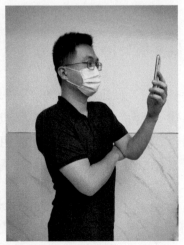

的高度一致。

时间长了是胳膊有点累，可以把另一只胳膊横在胸前作为支撑（参考"奥特曼"的射线攻击）。记得举着的时候不要耸肩！

在地铁里抓吊环、高处扶手的时候，不妨用这只手勾着手机指环、把手机"吊"起来看，也是个因地制宜的好办法呢！针对这个问题，我们还特意开发了周边产品——"卡通陈主任"提醒你注意"抬头"的手机支架。

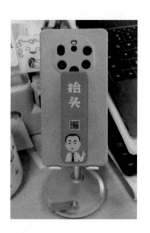

使用方法1: 手持打电话，派头十足

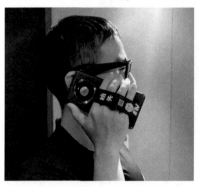

使用方法2: 桌面"站立"，提供更好的观看角度

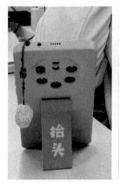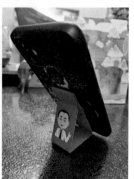

使用方法3: 拯救地铁"手机颈"

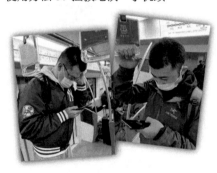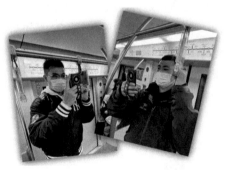

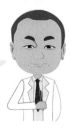

低头看手机，脖子很吃力。实在非要看，做个"奥特曼"！

point 34 脊柱支具有哪些

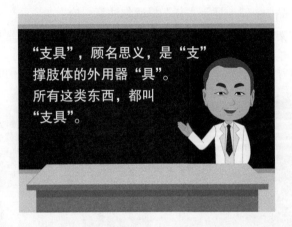

当我们的骨骼、肌肉、韧带出了问题就常常需要"支具"的支持。

支具分为很多种，可不是一个东西，脊柱最常见的就是颈托、腰围。颈托可以固定脖子，同时支撑头部重量，减轻颈部肌肉的负担，缓解颈椎问题引起的颈肩、胳膊痛。

颈托有很多种，专业医生一般将其分为：

- 软颈托（a）。
- 半硬质颈托（b）。
- 硬质颈托（c）。

这三种颈托分别适合于不同程度的颈椎问题。腰围也是一样的道理，可以缓解一部分人的腰痛。

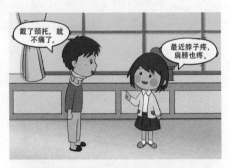

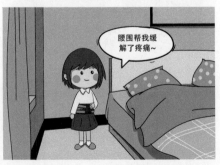

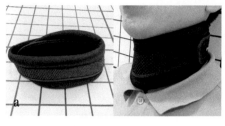 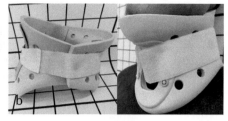

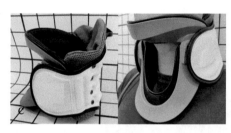 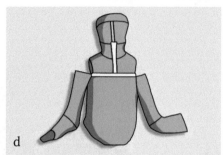

　　病情重，颈托、腰围不够强大的时候还会用到石膏背心（d）、Halo 架等专业的支具，这些支具很大，常常看起来有点吓人。

　　不过现在有很多新方法，石膏背心也可以不那么笨重，比如上海长征医院骨科技术部制作的新型头颈胸背心支具（要比石膏的轻很多哦）。还有其他更多的个性化定制支具。

　　之后，我们会继续聊聊常用的支具应该何时戴、怎么戴。

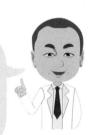

　　支具是个大家族，应该先看专科医生，确定自己适合哪种。随便网上买一个可不行，可能耽误病情哦！

point 35 脊柱支具使用的重要原则

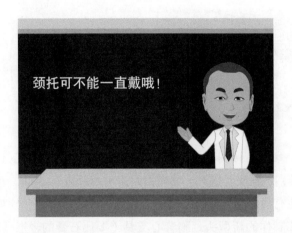

做一个不十分严谨的比喻：我们的脖子就是个吊桥，如左下图所示，桥桩和吊索共同维护大桥的稳定。

有时候桥桩出问题了，大桥不稳了；就在外面再搭一些架子，帮助维持稳定。

上一章也说过，颈托（架子）可以固定脖子（桥桩），同时支撑头部重量，减少颈部肌肉（吊索）的负担，缓解颈肩、胳膊痛。

但桥是死的，人是活的。大桥搭架子多久都没问题，人戴颈托久了，肌

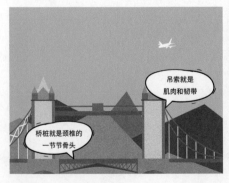

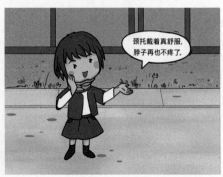

肉和韧带就变懒了。

长期戴颈托，肌肉和韧带因为可以少出力会慢慢萎缩，甚至完全无法"拉住"骨头。患者会觉得，摘掉颈托，脖子就撑不住了，离开颈托时间一长，脖子就酸痛。这样不仅难受，还可能加速颈椎病的发展。

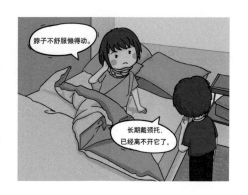

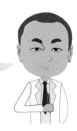

长期戴颈托、腰围，肌肉也会偷懒、退化、萎缩，导致脖子、腰发"软"发酸，撑不住。

point 36 颈托的类型和选择

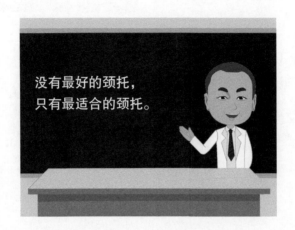

没有最好的颈托，
只有最适合的颈托。

想要挑选适合自己的颈托，却在网上看花了眼?

每个人脖子的情况未必一样，所以买颈托可不能跟风。当然，觉得脖子有毛病，最好先去医院看看，明确一下自己的情况，再做决定。

对颈椎病的保守治疗而言，颈托主要的功能是：①支撑、稳定颈椎；②松弛颈部肌肉。

我们在此介绍几种常用的保守治疗颈托，供大家选择颈托时参考。

▶▶ 第 1 种：软围脖式颈托

这一类属于医学上颈托分类中的软颈托，就像一个特制的围脖，是功能最简单的颈托。上面不会顶住下巴，下面不会顶住肩膀，所以，对头部没有支撑作用；但也相对方便，日

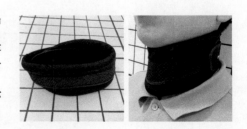

常佩戴不影响低头看路、看电脑工作等。

软围脖式颈托可以保暖，对稳定颈椎有一定的帮助。保暖、稳定颈椎都有助于肌肉松弛、缓解肌肉紧张引起的疼痛。这种颈托对颈部的支撑作用相对较小，但也不容易引起肌肉萎缩。作为日常保健佩戴没问题，但如果颈椎骨头、韧带有问题，这种就不够用了。

▶▶ 第2种：硬围脖式颈托

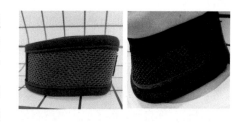

硬围脖式颈托和软围脖式颈托很像，区别在于这种有一定的硬度，相对高度更高。硬围脖式颈托会顶住下巴、锁骨或者肩膀两侧，与软围脖式颈托相比，可以撑住头部，分担头部重量，减轻颈椎和肌肉的负担。对于早期的颈椎病，比如轻度的颈椎曲度变直、阶梯样改变，硬围脖式颈托比软围脖式颈托更合适。但戴了这种硬围脖式颈托，头部低不下去，坐在办公桌前没法看电脑工作（除非把电脑抬高），需要适应一下。

另外，下巴、锁骨这些和颈托抵住的地方，也可能会有些痛。但这些部位又不能设计得太软，那样会失去支撑作用，所以如果戴硬围脖式颈托只是觉得这些部位压着痛，可以在之间垫块小手帕等。

▶▶ 第3种：充气式颈托

充气式颈托应该算是硬围脖式颈托的变种。充气式颈托可以自由调节颈托高度和"包裹"颈部的强度，是一大优势。另外，多充点气，使颈托高度稍微超过自己实际脖子的高度，还有牵引的作用。对于颈神经根、脊

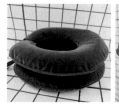
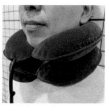

髓被压迫的人，佩戴充气式颈托可以起到部分减轻压迫程度、减轻症状的作用。

但充气式颈托体积大，影响外观，不方便外出佩戴；同时，天气热时也

难以耐受，一般适合居家使用。

▶▶ 第4种：半硬质颈托

前面我们说的几种，在医学上
都是软颈托。与软颈托比，半硬质颈
托多了硬质的支撑结构，更可以稳定
颈椎，把颈椎维持在正常的位置和曲
度上，同时也能提供更多的头部支撑
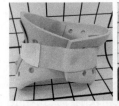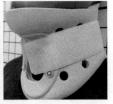
力。做了颈椎手术的患者或颈椎外伤骨折的患者，都会戴一段时间半硬质颈
托，可以起到术后早期限制颈部活动、提高手术安全性的作用。

门诊有些颈痛患者，医生也常会配半硬质颈托给他。但还是要牢记，越强的
颈托帮忙，你自己的脖子肌肉就越容易变懒，所以一般短时间使用，不要久戴。

半硬质颈托由于稳定性好，所以应用很广泛，也演化出多种不同的样式
（如上图），有些更偏向舒适性，另有些偏向更稳定有力的支撑。

▶▶ 第5种：硬质颈托

那什么是硬质颈托呢？硬质颈
托一般不用于颈椎病的保守治疗。其
主要目的是提供最稳定可靠的外固
定，一般佩戴也不舒适，还常常和胸
部的固定连为一体以进一步增强稳
定性。因此，多用于颈椎外伤的院前急救。
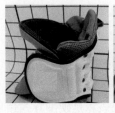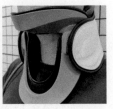

还有一些颈托有"磁疗""热疗""远红外""中草药包"等功能，这类
功能多是辅助性的，可以根据自己的使用感受和喜好选择哦。

选择适合自己的颈托，正确使用才是王道！
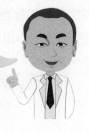

point 37 颈托戴多久

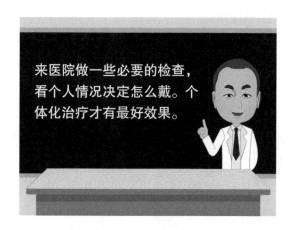

颈托戴多久？这个问题是没有统一答案的，要根据每个人的情况来确定。科普是为了让大家了解疾病、预防疾病，从而正确地对待疾病，并不能让大家自己看病。

同样是做了颈椎手术，有人术后戴 2 周颈托，有人却要戴 8 周。这和手术做了几节、骨质是否疏松、稳定性好不好等都有关，这叫个体化治疗。

大多数颈肩痛，是因为长期工作生活习惯不好或缺少运动锻炼，最根本的办法还是慢慢改变这些致病原因，颈托只是暂时帮助我们缓解一些疼痛。那么什么时候戴颈托？颈托戴多久呢？

▶▶ 什么时候戴？"发"的时候戴

"发"就是"发作"的意思，更科学的说法是"急性期"。比如突然扭伤、落枕引起肌肉痉挛，就是在"急性期"，可以戴 1 周左右的颈托，同时还可以吃药或者做理疗。具体的戴法：每天戴 1～2 小时，不用全天都戴着，站、坐、走的时候戴都可以，躺下来的时候就不要戴了。戴颈托影响工作的话，就休息的时候戴。

颈托间歇戴也是不错的选择，比如有的患者，可能戴一阵舒服了，摘掉又慢慢不舒服了，那就再戴起来，如果一摘掉马上又不舒服了，那就多戴一会儿。每天戴的时间倒是没有严格的上限，但如果你觉得离不开颈托了，那就要去医院看看了。

颈托戴哪一种都可以，根据自己戴着是否适应来选。关于颈托的款式和选择，可以参看上一章的内容。

再比如曾有过胳膊痛、手麻，已被诊断为神经根型颈椎病的患者，回家吃点药好了，最近却又"发"了，也可以戴1～2周颈托缓解一下。

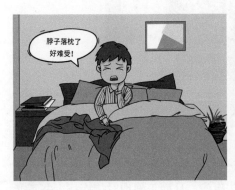
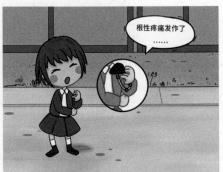

还记不记得？神经根型颈椎病，就是"石头压住了草"——椎间盘／髓核／骨刺压到了神经根。

▶▶ 戴多久？短期戴

之前我们就说到，不能"长期"戴颈托，会让肌肉变懒、脖子更痛。那么多久算是"短期"呢？颈椎手术后的患者，戴半硬质颈托，一般最长8周，所以，通常不应该长过这个时间。而仅是颈肩痛的患者，戴颈托1～2周足矣，再多就一定要咨询医生了。

还有患者问，既然颈托能把脖子固定在正常位置，干嘛不用它来预防"低头族"的毛病呢？这倒是个很有创意的想法，但实际上，长期佩戴颈托会引起肌肉萎缩，相比它固定脖子的好处，是得不偿失的。而且，戴颈托会影响我们看书、用电脑等日常生活。

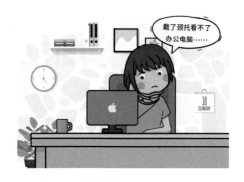

解决"低头族"的问题，除了保持良好的生活习惯，暂时还真没其他办法。
需要颈托帮忙的话，记得只在发作的时候、短期戴！

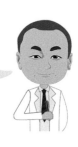

38 腰围的类型和选择

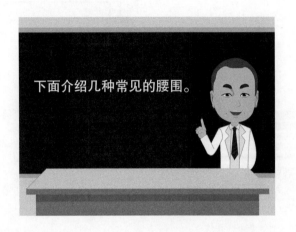

▶▶ 第 1 种: 保暖式腰围

自己用布做的"护腰"也有用，什么道理呢？保暖。

腰部暖和了，肌肉放松了，减少了肌肉紧张引起的疼痛。这和很多人在空调房里披着围巾保护脖子、肩膀，是一个道理。

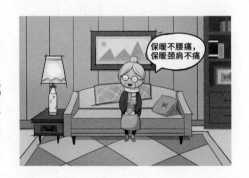

▶▶ 第 2 种: 弹力式腰围

用各种弹性材料做的腰围，有的里面会有一些简单的支撑条，戴上会觉

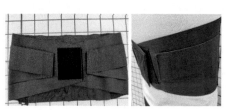
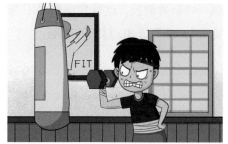

得紧紧地"束"住了腰，除了保暖，还可以支撑腰椎，预防移位。

除了"束"住腰椎，弹力式腰围还有个作用是"束"住肚子。人非常用力的时候，会不自觉地憋气，同时肚子鼓起来，专业上叫"腹压增高"。"腹压"过高的时候，如果椎间盘本身已经有了问题，有可能会"压"出个"腰椎间盘突出"来。因此，大重量训练的运动中，运动员也常常会戴个这种腰围保护。腰围"束"住肚子，是间接地保护腰椎。

▶▶ 第 3 种：半硬质腰围

像右图这种，布料里面有钢板（虽然从外观上看不到），就是"半硬质腰围"。我们狠心拆了一个，把钢条拿出来给你们看，就是第一张图左边那个细条，货真价实，所以价钱也要贵些。由于有腰后部的钢条，能提供更稳定的支撑力，多用于腰椎间盘突出症的保守治疗。

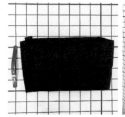
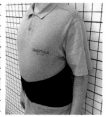

▶▶ 第 4 种：硬质腰围

比如这种硬塑料的腰围，是肉眼可见的"硬质"了，多数用于同时固定胸部和腰部，像个背心，多用于手术后或胸腰椎骨折的保守治疗。遇

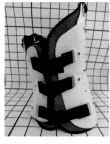
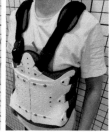

到一些特殊情况，这种现成商品不合适的，还可以选择用石膏做一个"石膏背心"，或选择 3D 打印的腰围。

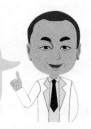

根据不同的自身需要，选择不同的腰围很重要。

point 39 什么时候戴腰围

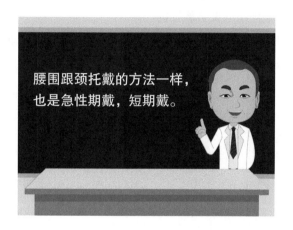

急性的腰部肌肉扭伤，轻微的骨裂（比如腰椎峡部裂），站久了腰发酸发软……这些情况，都可以戴一段时间腰围来减轻症状。

"一段时间"是多长呢？我们参考腰椎手术的患者，一般最长8周，多数是4～6周，所以不要超过这个时间。一般的腰痛戴1～2周，1个月以内也能接受。另外，躺在床上的时候，腰围就可以摘了，下地行走或活动再戴，不要一直戴着。

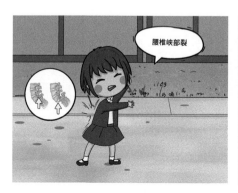

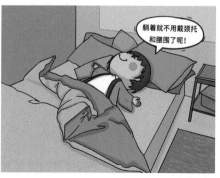

因为我们躺在床上的时候，不管是脖子还是腰，都不用承担上面身体的份量。工作轻了，就可以不用颈托、腰围"帮助"它们了。

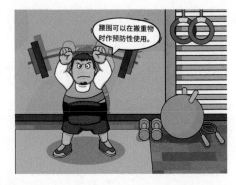

腰围还有一个和颈托不同的用途，就是预防性保护。

在介绍颈托时，我们特意说明过，颈托不能拿来预防"低头族"的毛病，但腰围是可以预防腰部损伤的。在做大重量训练、搬重物的时候，尤其要记得做好保护哦。

要提醒的是，腰围适合短期佩戴，不要戴太久。

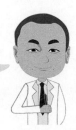

point 40 支具趣谈：从骨科的起点到科技未来

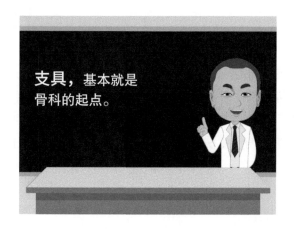

支具，基本就是骨科的起点。

支具的英文 orthosis，来自希腊语的 orthōsis，是"使……变直"的意思。骨科的英文 orthopedics，前半部分的 ortho-，就是支具；后半部分的 -pedics，来自希腊语的"孩子"，"儿科"的英文就是 pediatrics。所以连起来，骨科原本的意思，是"把小孩子掰直了"，就是给小朋友矫正畸形的意思。

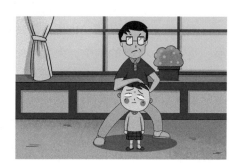

▶▶ 传统支具

在没有高科技材料的年代，骨科医生发挥主观能动性，用木头、石头、铁条、皮革等创造出了很多治疗方法。比如电影中海盗的木腿，再比如电影《阿甘正传》中阿甘小时候矫正畸形戴的金属条 + 皮革做的支具。

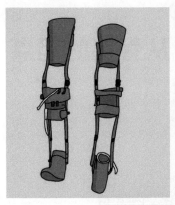
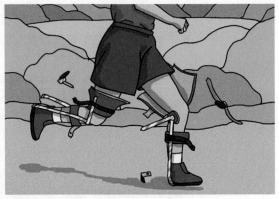

　　中医有"夹板固定"的法宝。夹板就是一种支具，主体是一些两头修圆的木片，在骨折、脱位需要支撑的位置，放一圈，再用绳索、布条缠起来，起到固定的作用。使用起来灵活方便，各个部位都适用。回顾下电影《功夫》，决战将至时，身受重伤的包租婆脖子上打着夹板也要坚持起来观战！

▸▸ 3D 打印支具

　　现代骨科更多使用"内固定"——打到骨头里面去的钢钉、钢板，更牢靠、更方便；支具的地位，大大不如以前了。但随着科技进步，支具加持科技元素，有了崭新的未来！

　　以前打个头颈胸石膏，需要人躺在那里当模子，把石膏条一条一条贴上去，再用手压、摸，让石膏条完全贴合身体。现在呢？可以用红外扫描枪，绕着人扫一周，当然，为了合身只能穿着贴身衣物扫。还可以用高精度的

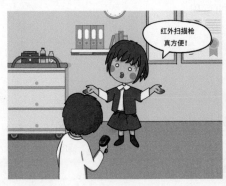
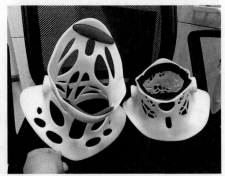

CT 图像重建，然后交给 3D 打印去"打"支具，保证非常贴合。

上方右图是我们设计制作的 3D 打印轻质颈托。一个男同事、一个女同事做模特，不量身定做，你想不到人和人的脖子能差这么大吧！

▶▶ 机械外骨骼

更炫酷的支具，就是机械外骨骼了。

机械外骨骼，是一套可以穿戴的装备。外观设计与原理和我们前面插画里阿甘的下肢支具一样，模拟人的骨骼、关节，提供外来的支撑、动力，以辅助甚至是带动身体运动。

最早的机械外骨骼是军用的，用来提高单兵作战能力；现在的商用款，用于帮助残疾人、老年人活动。

外骨骼还可以帮助骨折患者早期下地活动。再特别一点的，在地震搜救、抢险等这些特殊情况下，可以助力一线人员，终极目标就是像钢铁侠一样强大。

如果将来机械外骨骼能够价格合理地走向市场，我一定得买一个，搬家时一手带娃、一手举着家具爬上六楼，肯定很炫酷。

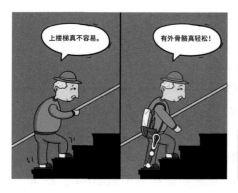
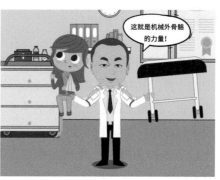

更多关于"机械外骨骼"的
内容，请扫描二维码观看
视频。

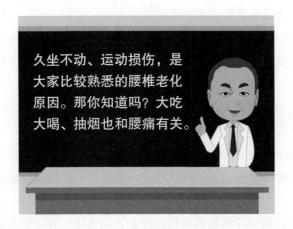

point 41 吃和抽，腰痛也要管住嘴

久坐不动、运动损伤，是大家比较熟悉的腰椎老化原因。那你知道吗？大吃大喝、抽烟也和腰痛有关。

▶▶ **高血脂和腰痛也有关**

高血脂如今不是什么稀罕事。作为"三高"（高血压、高血糖、高血脂）中的一员，其存在感甚至有赶超另外两"高"的趋势。忙碌的工作、高热量的快餐，让高血脂也盯上了年轻人，大把年轻同志的体检报告上，甘油三酯、胆固醇都出现了向上的红箭头。

可是你知道吗？腰痛发生率与血高密度脂蛋白（HDL）、低密度脂蛋白（LDL）的含量相关。有研究表明，血总胆固醇可预测 10 年、28 年后的腰腿痛发生情况。主要的理论依据是：血脂异常可能导致腰部血管动脉粥样硬化改变，阻碍相应腰椎区域的血液供应，导致椎间盘退变和周围组织损伤，进而引起腰痛。最近一项研究表明：当 HDL < 40 mg/L、LDL/HDL ≥ 2.5 时，这两个指标与腰痛的发生相关。

特别解释一下，HDL 的功能是帮着其他脂蛋白代谢，也就是会促进脂

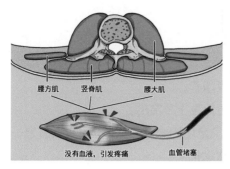

腰方肌　竖脊肌　腰大肌

没有血液，引发疼痛　　血管堵塞

血管粥样硬化导致腰痛

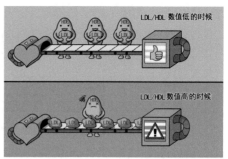

LDL/HDL 数值低的时候

LDL/HDL 数值高的时候

LDL/HDL 低时容易代谢；LDL/HDL
高时代谢变慢

肪分解消耗，所以它低了不好，低于 40 mg/L，就与腰痛发生相关。而 LDL
是被代谢的一方，如果它比 HDL 多得多（> 2.5 倍），HDL 来不及帮它代谢，
那么血脂就高了，腰部的血管受影响，继发腰痛的可能性也就上去了。

血脂高导致了腰痛，脊柱外科医生也不得不"插足"一下内科医生的工
作，提醒大家注意检查血脂。

以下人员需要每年进行血脂检查：

- 冠心病、脑血管病或周围动脉粥样硬化疾病的患者。

- 高血压患者、糖尿病患者、肥胖者、吸烟者。

- 有冠心病、脑中风或其他动脉粥样硬化性疾病家族史者，尤其是直系
亲属中有早发病或早病死者，家族中有高脂血症者。

- 有黄色瘤或黄疣的人。

- 45 岁以上的男性和绝经后的女性。

- 有头晕、头痛、失眠、胸闷气短、记忆力下降、注意力不集中、健忘、
体形偏胖、四肢沉重或肢体麻木症状的人。

其他健康成年人，至少每隔 3 ～ 5 年检查一次血脂。如出现了血脂的异
常，及时至心血管内科或者内分泌科就诊，体育锻炼，或者药物治疗。

但最最最重要的，管住那个馋嘴的你！

▶▶ 抽烟只对肺不好？

"吸烟有害健康"是人尽皆知的道理。但对于"死忠"的烟民来讲，科
普可以戒，健康节目可以戒，医院、医生可以戒，烟却是断不能戒的，总想

着"肺还好，再吸一口，没事"。

跟你悄悄说句话：吸烟也对腰不好！

多项研究已证实：

● 吸烟者腰痛的发生率显著高于不吸烟者。

● 腰椎间盘突出症患者中，吸烟者占比也十分突出。

● 吸烟是腰痛的独立危险因素（"独立危险因素"的意思是：只要有它一个，就够你发生腰痛了！不需要其他因素助推）。

● 青春期吸烟与腰痛关联更加紧密！

吸烟导致腰痛的基本原理是：吸烟会抑制毛细血管向椎间盘运输营养，烟草中的有害物对人椎间盘细胞具有直接的细胞毒性，会引发椎体骨骼和椎间盘的退变。

更"死忠"的烟民会说："反正我手术都做了，不怕了！"不要笑！我们真的在病房里逮到过戴着腰围、穿着病号服躲起来抽烟的患者！

这里要重点提醒：

● 手术后抽烟，影响骨头生长；骨头长不起来，手术会失败！

● 吸烟为腰椎术后复发、再手术的重要独立危险因素！也就是说，抽烟会让你手术后容易再发腰椎间盘突出！

好消息是，吸烟属于腰痛的可改变因素——翻译成大白话就是，戒了就好了。

2012 年在 *JBJS*（《骨与关节外科杂志》，专业权威杂志）上，纽约罗切斯特大学发表了《戒烟有利于治疗后患者自觉疼痛的改善》的研究结果，向烟民朋友明确了戒烟对包括腰痛在内的脊柱痛的治疗是必要的。

再次呼吁，为了避免腰痛袭扰我们和下一代，从我做起：戒烟！远离二手烟！禁止向未成年人售卖香烟！

point 42 怀璧其"罪"：孕妈妈和腰椎间盘突出症的恩怨

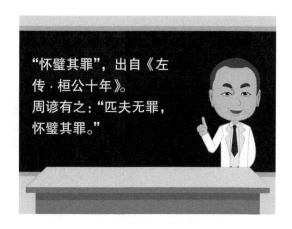

"怀璧其罪"，出自《左传·桓公十年》。周谚有之："匹夫无罪，怀璧其罪。"

　　"怀璧其罪"大概是说，拥有贵重的东西，就容易"被贼惦记上"。引申以后，经常拿来形容人有才华、有抱负而被嫉妒、迫害。

▶▶ 怀孕加重腰椎负担

　　对于孕妈妈来说，"妈妈无罪，怀璧其罪"可真是句实在话了。伴随怀上宝宝的喜悦，一起而来的，是额外的营养负担、血液的容量负担、心脏的动力负担、肾脏的代谢负担，当然，还有腰椎的机械负担。

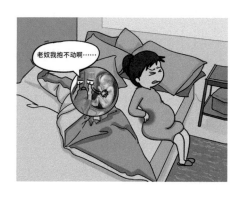

老奴我抱不动啊……

　　其他的负担说起来比较复杂，腰椎的机械负担最好理解，你去抱袋6～8斤的大米，腰上用劲儿不？抱的话，还有手帮忙呢！你直接绑在腰上再试试看！开玩笑啊，千万别去真试，没准儿就把腰伤着要来找我了。严重的也许就急性腰椎间盘突出了！

有了大肚子，腰椎、腰背部的肌肉当然是加倍辛苦了；对于平时就喜欢宅家、不爱运动、肌肉力量薄弱的这类孕妈妈来说，就更容易有腰背部酸痛的症状。毕竟这么辛苦，也要允许自己的身体抱怨一下啊。

▶▶ **孕妈妈腰酸背痛怎么办？**

如果疼痛只在腰部、背部，酸痛不舒服，可以多卧床休息。不要长时间坐着，不管是坐办公室椅子还是沙发，都不行！酸疼的位置，用热毛巾敷一敷，或者泡热水澡，都是减轻疼痛的办法。

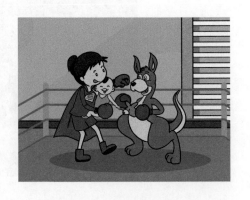

但要特别说一句，不能偷懒一直躺着啊！一来，容易自己长太多肉，更加重了前面说到的各种身体负担；二来，躺多了血液流动慢，容易得血栓。自己掌握，劳逸结合！

当然了，最好的办法是，保持良好的生活习惯，坚持体育锻炼。宝宝来之前就做个健康的妈妈种子选手，宝宝来了就是超人妈妈。这样不仅自己健康，还能给宝宝一个健康的成长环境！

▶▶ **备孕需要检查脊柱吗？**

备孕的妈妈们都普查确实也没有必要。人的脊柱从 20 岁开始老化，有 30～40 年漫长的变老过程，所以 20 多岁的年轻妈妈们，确实没有必要检查。但现在晚婚晚育的人越来越多，开放二、三胎以后打算再添丁的大龄妈妈们也不少。在这种情况下，考虑一下自己的腰受不受得了，做做腰椎相关的备孕计划，就很有必要了。

变老的腰椎和变老的人一样：膨出的椎间盘，好像腰间的"游泳圈"；

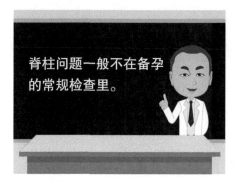

脊柱问题一般不在备孕的常规检查里。

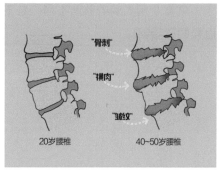

"骨刺"

"横肉"

"皱纹"

20岁腰椎　　　　　40~50岁腰椎

老化的终板，不再光滑，满是裂纹，好像人脸的皱纹……除了这些，腰椎还会长出尖尖的骨刺。腰椎老化到一定程度，可就不能指望它像年轻小伙子一样不怕苦、不怕累了。

▸▸ 备孕期间什么情况下需要检查脊柱？

如果有以下几种情况中任何一项，有打算要孩子的，要尽早来医院检查了，因为有很大可能要拍 X 线片，X 线是有辐射的，一旦怀上了宝宝就不能拍了：

- 脊柱本身有畸形。
- 经常腰痛。
- 已经开始有腿痛。
- 诊断过腰椎不稳、腰椎间盘突出症。

如果发现有腰椎不稳，需要锻炼，或者更严重的，需要手术处理，那又要起码几个月，甚至半年、一年才合适要宝宝。其中已经有腰椎间盘突出症的，是一定、一定要提前来看的。

即使你现在忍得住痛和不舒服，一旦怀了宝宝，腰椎一累，症状加重了，就算你疼得起不来床、走不了路，但考虑到宝宝的健康，不敢吃药，也不能手术，硬忍几个月是多么可怕。疼痛难忍还是一个全身的应激，万一影响到宝宝，就更危险了。

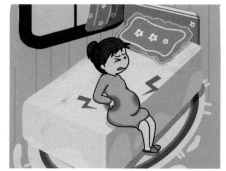

就算个别人躺着就能不痛，总不能躺好多个月到宝宝出生吧！那样还有血栓的风险啊！

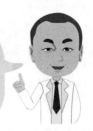

年轻、健康不用查；高龄、有病史要做脊柱的孕前检查哦！

▶▶ 怀孕期间腰腿痛怎么办？

怀孕会增加腰椎的负担，高龄、经常腰腿痛的妈妈们备孕时，一定要想到来看看腰椎；曾经诊断过腰椎间盘突出症的，更加需要来医院看看。如果真的在怀孕期间，腰腿痛得厉害，应该怎么办呢？

怀孕以后，因为胎儿对辐射非常敏感，腰椎又和胎儿离得很近，X 线和 CT 是肯定不能做了；实在要做，只能做 MRI；MRI 虽然看椎间盘突出清楚，但如果是骨头不稳，就不如 X 线和 CT 了。

检查手段被否定了一大半，那么凭经验开点药止痛？

骨科用止痛药大部分是非甾体抗炎药（NSAID）。临床上骨骼肌肉系统的疼痛，一般用的都是这个大类的药。这些药在用于备孕、怀孕和哺乳期时，都属于"条件性推荐"，通俗地讲，就是能不用就不用！

还有"脱水药物 + 激素"，是对急性神经性疼痛的最后"大招"，这都用上了还痛，那只能手术了。不过，孕妈妈们又不能用激素。

怎么办呢？做手术？腰椎手术多数要趴着做，大肚子不能趴，我们可以侧躺着做；但是腰椎手术的部位和子宫很近，会刺激宝宝。能不能做微创？微创要用 X 线定位呀！而且打麻药也会刺激宝宝。

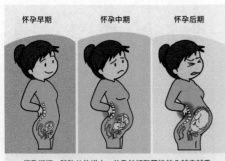

怀孕期间，随胎儿的增大，盆骨前倾和腰椎前凸越来越重

一旦怀孕期间发了腰椎间盘突出、腰腿痛，尤其是前三个月，你能做的可能只有：多休息、做做热敷、泡泡澡，还有就是忍着、忍着、忍着……

　　所以，腰椎本来有问题的，要宝宝前一定要检查，做好准备啊！

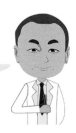

提示：准备好自己的脊柱再要宝宝！
长期腰痛的准妈妈，记得最好先做个腰椎检查再开始备孕。

去痛斗士之进阶篇

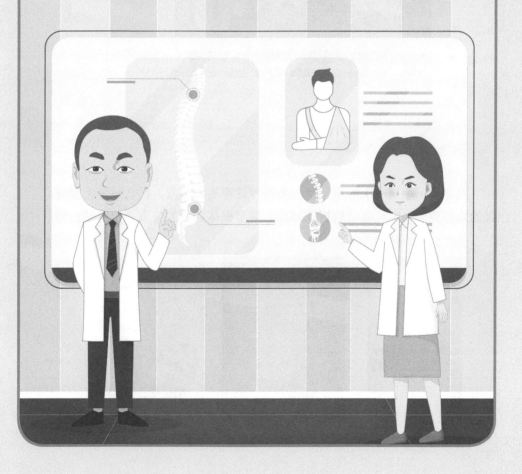

point43 包教包会！基于吃鸭脖的
脊柱局部解剖学教程

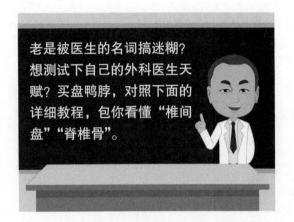

老是被医生的名词搞迷糊？想测试下自己的外科医生天赋？买盘鸭脖，对照下面的详细教程，包你看懂"椎间盘""脊椎骨"。

▶▶ 第一步

　　观察是下手（嘴）的第一步，看鸭脖这漂亮的曲度，很多颈椎曲度变直的人怕要羡慕呢！每处转折就对应着两节椎体连接的位置，也就是椎间

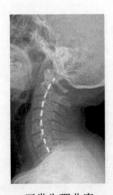
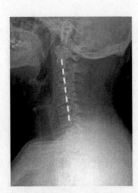
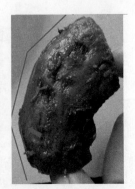

正常生理曲度　　　　　生理曲度变直

盘的位置。

从鸭脖被切的断面，可以看到肌肉清晰的纹理；最表面的肌肉很长，可以完整地撕下来。

这些肌肉，从解剖部位看，相当于我们平时说的"里脊肉"，人类的"竖脊肌"。人的竖脊肌很长，从脖子一直延伸到臀部。

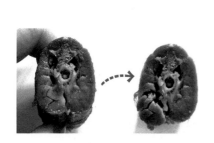
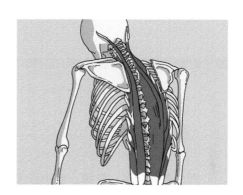

凑近看看，表层肌肉剥掉以后，可以看到骨头上的凸起部分，肌肉就"长"在这些"凸起"上（下图中左一）。

表面长的肌肉都剥掉以后，就成了下面右图这样。正面图特意留了一条长肌肉（箭头所指），这个大概相当于人类的"颈长肌"；去掉"颈长肌"，下面就是脊椎骨表面了。

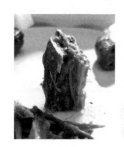
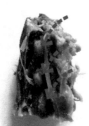
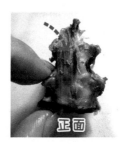
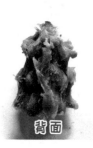

业余吃鸭脖就止步于此了，而对于专业选手，这只是第一步。

▶▶ 第二步

把各处的小肌肉也剥下来。鸭脖儿骨头软，很容易弄断，之后是小心、

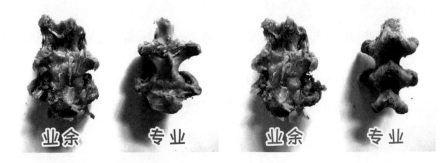

业余　　　专业　　　　业余　　　专业

漫长的剥离过程，然后就成了这样。

▸▸ **第三步**

剥掉各种韧带、骨膜。业余选手看不懂"韧带、骨膜"没关系，你理解为把"筋"剥掉就行了。

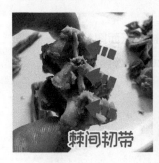
棘间韧带

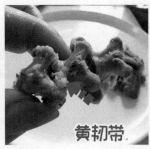
黄韧带

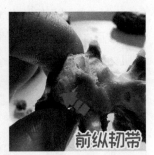
前纵韧带

这时，只剩脊椎骨和椎间盘了。去掉肌肉和韧带，颈椎的稳定性下降，活动度上升了。捏住了拗一拗，硬的骨头动不了，软的椎间盘来回变形，让脖子弯曲。所以，大家应该明白肌肉和韧带对颈椎稳定的重要性了。

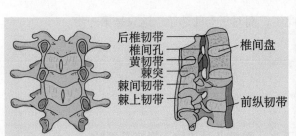

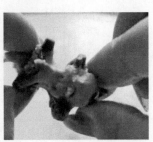

剥出椎间盘。此时，可以用点暴力，如图从两节骨头之间掰开。

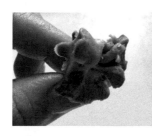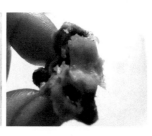

掰开后的两节，相衔接的地方，凑近可以看到一边凸、一边凹。我们掰开的这个图，凹的那面有一大块"筋"（上面右图），那块"筋"就是椎间盘了。把椎间盘揭下来，就完美地分出椎间盘和两节脊椎骨了（下面左图）。

对比下面右图——人类的脊椎示意图，看看两节脊椎骨，中间夹一个椎间盘，专业上管它们仨儿叫一个"脊柱功能单位"。

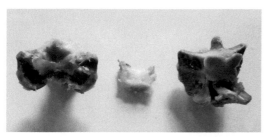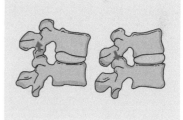

▶▶ **第五步**

解剖结构汇总图（摆造型），对业余吃货发动一万点专业暴击！

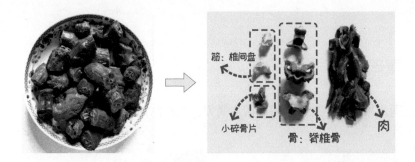

筋：椎间盘

小碎骨片

骨：脊椎骨

肉

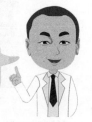

脊椎动物有很多种，但脊椎的结构都非常接近。之后我们会讲讲脊柱的趣谈。

point 44 脊柱趣谈——全世界脊椎动物是一家

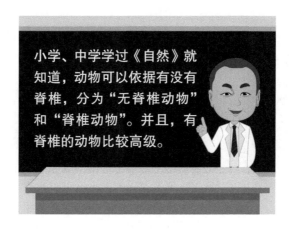

小学、中学学过《自然》就知道，动物可以依据有没有脊椎，分为"无脊椎动物"和"脊椎动物"。并且，有脊椎的动物比较高级。

　　脊椎动物种类千千万，鱼、蛇都是有脊柱的，都是脊椎动物。看表面（皮相），鱼类、蛇类、猫啊、狗啊，和我们人类差好多，但看到脊柱（骨相），一节一节，刚中带柔，都是一样的。

　　下图中，左上方是鱼骨，左下方是什么动物的脊柱，你看得出来吗？是蟒蛇的骨骼标本！不同动物的脊椎，虽然都是一节一节的，但形状、比例、细节差很多。例如蛇类的脊柱，从前到后，大部分两边都有"肋骨"一样的骨头，人类就只在胸椎部分有。

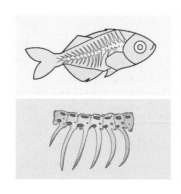

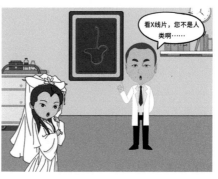

看X线片，您不是人类啊……

下面这张照片是张颖医生在某地某博物馆拍摄的某种鲸鱼骨骼标本,看这巨大的、长长的、工工整整的脊柱,配上那骨节整齐的小短手,颇具蒸汽朋克风格。图正中还能看到镜子里举着手机的张医生,有了这个"渺小"的参照物,越发能体会到鲸鱼脊柱的"巨大"了吧。要知道,鲸鱼的尾椎骨,都可以拿来给人做小板凳的。

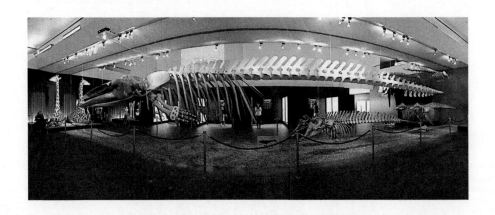

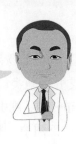

鲸鱼这种大而笨拙、呆萌呆萌的动物,骨骼和外观很一致哦;而人作为万物之灵,脊柱的骨节紧凑轻盈,整体曲度优美,也是表里一致的。

45 脊柱是个动物园（一）："小恐龙"篇

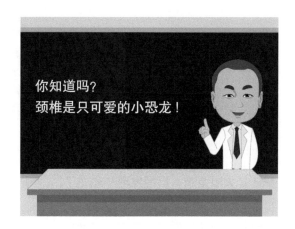

▶▶ 颈椎是只"小恐龙"？

下面是颈椎的各种影像学照片，火眼金睛的你能找到小恐龙吗?

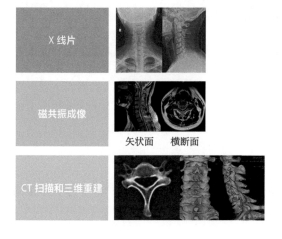

• 什么是矢状面和横断面？

医生看片子，经常会提到两个词：矢状面、横断面。拿可乐罐来解释下：射线或者磁穿过人体的角度不同，会看到不同的图像。

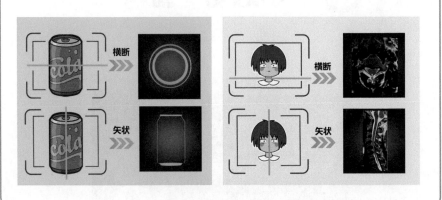

眼花缭乱了？还是火眼金睛，已经发现小恐龙了？

揭晓答案，小恐龙藏在颈椎 CT 扫描的图像里。

还看不出来？就是下图这样的呀，是不是很像！

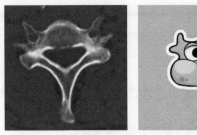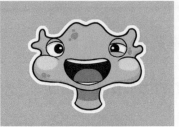

咧嘴笑的样子，是不是很有几分神似超级玛丽的朋友——小恐龙耀西（Yoshi）呢？

▶▶ **带你认识"小恐龙"**

找到了隐藏的可爱小恐龙，我们要进一步学习下真正的知识：小恐龙的各部分都是啥呢？对应到图上是这样的：

● 椎体：最主要用来承重的结构，相当于顶梁柱。

● 横突孔：给大脑供血的椎动脉穿过骨头的"隧道"。

● 棘突：我们在脖子后面能够摸到的，一个一个硬硬的、凸起的骨头。

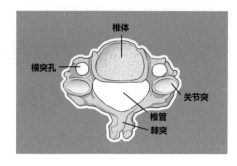

● 椎管：就是"小恐龙"咧开的大嘴，是神经通过的隧道。

● 侧块：就是"小恐龙"两边饱满的腮帮子，是次要的承重结构，上面还有一个叫"关节突"的结构。

我们的颈椎，第 3 ～ 7 节是长成"小恐龙"样子的，而且从上到下，"小恐龙"的"脸"越来越小，"脖子"越来越细（左下图）。

C3 就是颈椎的第 3 节，以此类推哦。

颈椎的第 1 节、第 2 节可不是小恐龙，而是右下图这样的。

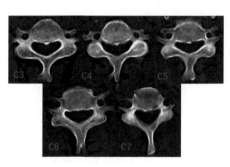

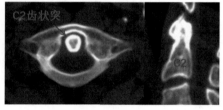

point 46 脊柱是个动物园（二）：
"天鹅" 篇

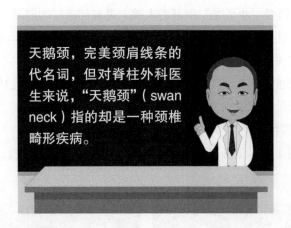

天鹅颈，完美颈肩线条的代名词，但对脊柱外科医生来说，"天鹅颈"（swan neck）指的却是一种颈椎畸形疾病。

▶▶ 这样的"天鹅颈"你喜欢吗?

前面我们讲过"颈椎变直""颈椎反曲"，再来看看这都变成 S 形的"鹅颈畸形"。

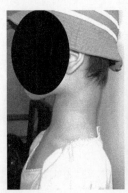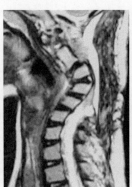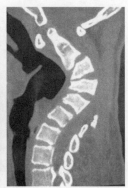

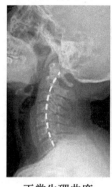 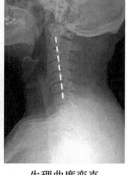 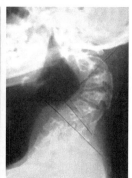

正常生理曲度　　　　　生理曲度变直　　　　　鹅颈畸形

看到这扭曲的颈椎，低头看书的诸位会不会下意识摸摸自己的脖子呢？

如果颈椎成了这样的 S 形，颈椎的正常序列（normal alignment）已经被破坏了。颈椎的各节无法正常承受、传导受力，脖子的稳定性、灵活性都会受到影响。

除了脖子痛、不灵活、外观难看以外，更麻烦的是，这种情况下，脊髓很容易受到压迫，发展出各种各样的神经症状：手麻、胳膊疼、手脚不灵活、走路发飘……

多数情况下，一般人就算整天低头看手机、看电脑，也不至于"鹅颈畸形"。这样严重的畸形，通常继发于没有及时治疗，或者治疗不理想的骨折、类风湿性关节炎引起的韧带松弛等。

▶▶ "天鹅颈"怎么治？

一旦脖子成了这样，对脊柱外科医生来说，就是一个比较棘手的问题了。总归要好多颗钢钉、各处拆拆补补，才能把这样的颈椎"掰"成正常状态。如果遇到骨头自己修复、长"死"在了这个位置，还需要截骨——把长错的骨头大块切掉，再用钢钉"掰"回来。有时还得分两次做手术，或者加牵引，或者前面、后面都要钉一堆钢钉才能固定牢靠（比如左下图）。

总之，和一般的颈椎病手术比，那是遭老罪了！

为了避免脖子变成"天鹅颈"，风湿免疫性疾病的患者，或者遭遇外伤的患者（摔倒、汽车追尾之类的轻伤也要重视），如果有颈部疼痛、不适，要记得早点去做个颈椎 X 线片看看，最好是再加个"伸屈侧位"。如下面右边 4 幅图所示。

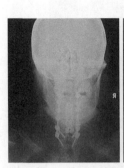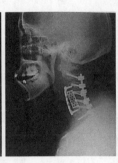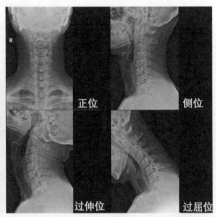

正位　　侧位

过伸位　　过屈位

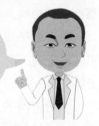

早发现，早治疗，不要变成不美的"天鹅颈"哦。

point 47 脊柱是个动物园（三）："小狗"篇

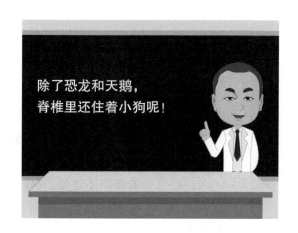

二话不说，先上萌宠图。

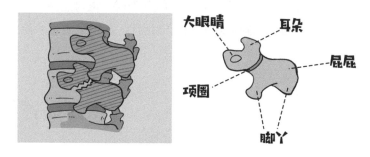

上下两个灰黑色的阴影，像不像两只小狗的侧面，大大的眼睛，机警竖起的耳朵，圆润的屁屁。

除了没有尾巴，是不是有几分神似《丁丁历险记》里的机灵小助手——白雪。

上下对比一下，不同之处在于，两只小狗，上一只不符合上海市养狗规范——没有戴项圈，下一只戴了项圈。

两只小狗的原图，其实是右下图这样的。

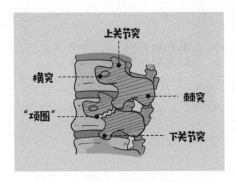

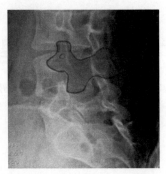

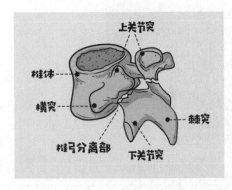

正常的腰椎，应该是没有"项圈"的狗狗；如果X线斜位上，看到狗狗戴了"项圈"，就说明这个地方的骨头断了！

腰椎峡部裂是指腰椎一侧或两侧椎弓上下关节突之间的峡部骨质缺损、不连续。"峡部"这个位置，在椎骨X线片的常规正侧位上不那么明显，而在斜位上却看得最清楚。

在临床上，腰椎峡部裂较轻的患者可能没有任何症状，部分人会有频繁的腰痛；但在严重的情况下，两边都出现峡部裂时，很可能会发展成为"腰椎滑脱"。看病情轻重，从随访观察到保守治疗，甚至采用手术治疗，都有可能。

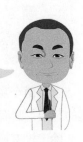

希望大家的腰椎"小狗"都不要戴"项圈"哦！

point 48 X线？CT？MRI？
傻傻分不清楚

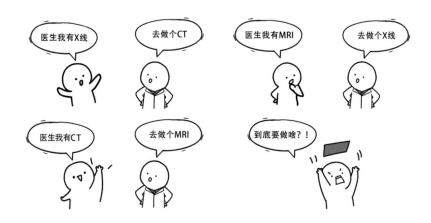

上面的漫画是不是好像在说相声？真有朋友跟我抱怨过："为什么你让我把所有检查做了个遍？""全做一遍也算了，一次都查了呗。怎么挤牙膏似的，一会儿查一个呢？"

如果我原原本本给你解释一遍，估计说到一半你就要跑掉了。接下来，我就用最简单的语言来讲讲 X 线片、CT 和 MRI 有什么区别。

▶▶ X 线

X 线看骨头，这个大家都知道；但 X 线是把立体的骨头，压成了一个扁片给医生看。

立体的颈椎照了 X 线，变成一张片子，医生要靠知识和经验，在脑子里把它还原成立体的颈椎。

就好比从上面看易拉罐，就是个圆圈；从侧面看，就是个长方形了。

去痛斗士之进阶篇　**137**

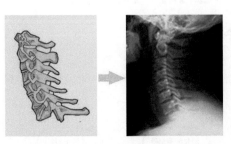

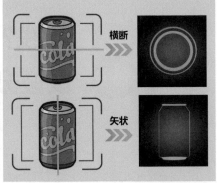

横断

矢状

▶▶ CT

为了弥补X线图像"叠在一起"的问题，发明了CT。CT可以看到我们身体某一层上的骨头的样子；一般都是横着切的层面。电影《人侵脑细胞》中有一段梦境的场面，一排玻璃从天而降，把大厅中间的一匹马切成了好多片——很好地解释了CT、MRI的图像视角。大家感兴趣可以去看一看，不过CT用的是射线穿过人体，并不需要像电影里那样真的切开身体。

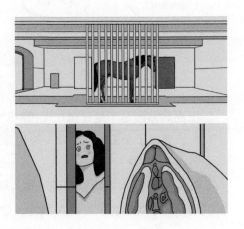

▶▶ MRI

MRI（磁共振成像）的视角和CT是一样的，都是看人体的"一层"，但MRI更擅长看软组织，例如椎间盘、脊髓等。

下面这张表格是极简版的骨科影像检查对比。

	X 线	CT	MRI
原理	射线	射线	磁场
辐射	有	有，比 X 线大	没有
主要内容	骨头	骨头	椎间盘、神经等
价格	最便宜	居中	最贵
检查速度	快	慢	最慢

实际上临床中应用的，X 线有侧位、正位、伸屈侧位（动力位）、斜位各种方式，CT、MRI 还有造影、三维重建、水抑制、脂肪抑制等各种条件，这还只是脊柱外科常用到的。真正应用的时候，射线"切"人的厚度到底是 1 毫米还是 2 毫米，专科医生和影像科都要讨论，只为了获得最精准的图像。这就叫"专业"。

我们回过头来解答一下最开头大家的疑问。

问：为什么每个都要做呢？

答：每种检查的特长不一样，需要看椎间盘、神经，会选 MRI；需要看骨头，就要选 X 线、CT。

问：为什么不一次全做了呢？

答：X 线是最简便的检查，一般会先做 X 线初步看看，都没问题，就到此打住了；都有问题，就得两个全做了。专业人士可不能不问三七二十一，就全给你做了。

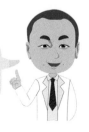

先初步判断到底是骨头还是椎间盘的问题，再决定做什么。

point 49 MRI 是最好的检查吗

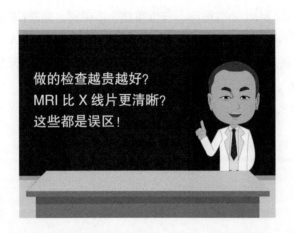

门诊每天都会遇到这种要求，初诊的，随访的，复查的，处在不同阶段的患者中，总会有人说："我想做磁共振，看得清楚点！"

在很多人心中，X 线和 MRI 是像左下图这样的。

也不知道这种误会怎么来的，就因为 MRI 检查费用贵吗？

然而，事实真相是右下图这样的。

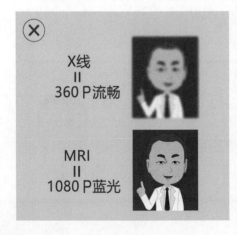

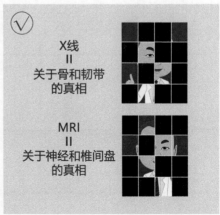

对骨科医生来讲是下图这样的。

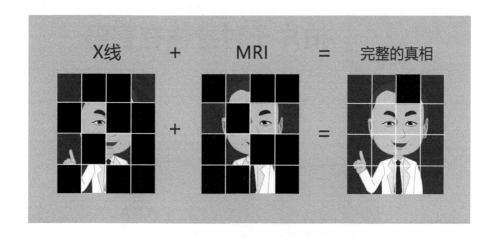

这不拼完还缺一块儿，所以我们有时还需要 CT、造影、动力位……

等等！有人有话说了："那为什么我只查了 X 线，你就不查了？""还我真相！"这是因为你 X 线查出来，虽然缺些"真相"，我已经能认出"陈医生"了。

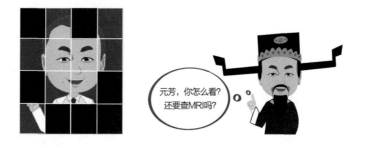

MRI 检查不仅是贵，还慢很多，经常要预约排队；检查过程也"轰隆隆"的；另外，MRI 检查空间像个小小的隧道，有幽闭恐惧症的人是没办法做的。每种检查都有自己的特点和长处，不是最新的、最贵的检查就最清楚。

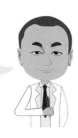

X 线于 1895 年诞生，是医学界的百年老臣，居功至伟，你们这么偏心磁共振，它和它"爹"伦琴都会伤心的哦！

拍片子对身体有害吗

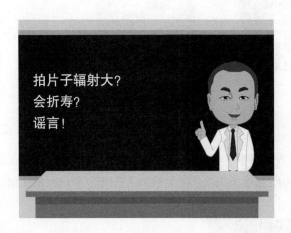

▶▶ MRI 检查有辐射吗?

前面我们讲 X 线、CT 和 MRI 区别的时候,已经提到过影像学检查的辐射问题。

趣闻

2016 年 7 月 6 日,一条"轮椅'亲吻'磁共振仪"的新闻传遍全网。大意是:"上海某医院内,一位家属不听劝告,偷偷把轮椅推进磁共振的房间,结果轮椅'吻'上了磁共振仪。"

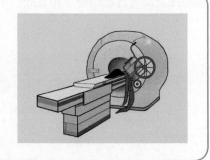

X 线和 CT，都是用射线穿透人的身体，形成图像，所以我们的身体确实会受到一定量的辐射。而 MRI 拍片子的方式是不一样的：它不用射线，而是用磁场，所以没有辐射。

MRI 不但用磁场，用的还是相当强大的磁场。足以把金属的皮带扣、钮扣这类东西牢牢吸上。想象一下手表被吸在墙上，紧紧勒住手腕，紧得表扣都没法打开，就是那样的！所以涉及大型设备，一定遵守纪律啊！

MRI 撇清了关系——没！有！辐！射！

▸▸ X 线和 CT 检查有辐射吗?

X 线和 CT，确实有辐射。那么有辐射是不是就对身体有伤害? 伤害大不大?

其实，日常生活中，射线、辐射到处都有，不可避免。孕妈妈们去买防辐射服时，店员为了证明质量，常常会用防辐射服包住手机，再给这部手机打电话，就变成了"无法接通"。我们平时片刻不离的手机，就是有辐射的。所以，辐射并不是那么"剧毒""一点不能沾"的。

▸▸ X 线和 CT 有多大辐射

辐射量的衡量单位，一般用毫希沃特（mSv）。日常工作中不接触其他辐射性物质的人，在生活环境中辐射物（主要是空气中的氡）摄取量是每年 $1 \sim 2$ mSv。

我们脊柱外科常做的颈椎、胸椎、腰椎 X 线片，平均单次辐射量为 $0.7 \sim 1.5$ mSv。单次脊柱 CT 检查的辐射量平均约为 6 mSv。注意数据是"平均值"，辐射量会因人的不同体态、不同的检查部位等而有所差异。

一般认为，短时间内人体辐射摄取量低于 100 mSv 时，对人体没

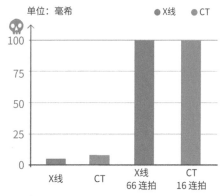

单位: 毫希   ●X线 ●CT

有危害。近5年来，一些研究表明，在儿童时期受到低于100 mSv的辐射，也有可能增加成年后某些特殊类型肿瘤（如甲状腺癌、血液系统肿瘤）的发生率。

那么我们用前面列的辐射量做下换算，连续做66次脊柱X线或16次脊柱CT检查，累积的辐射量约为100 mSv。而对于脊柱，X线和没有辐射的MRI应用比较多；CT应用相对较少。手术前、后各做1次X线和CT，术后随访做2～3次X线和CT，即使按照保护小朋友的标准核算，也处于可以接受的范围。

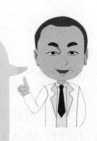

X线和CT的辐射都不大，但是，妈妈肚子里的胎儿对辐射非常敏感。辐射可能引起染色体变异，导致发育问题。孕妇还是要尽量避免进行X线和CT的检查。

51 颈椎病、腰椎间盘突出，多久拍一次片子

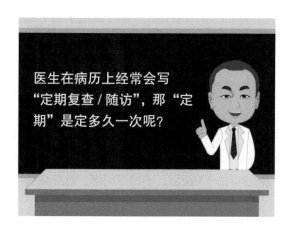

医生在病历上经常会写"定期复查/随访"，那"定期"是定多久一次呢？

▶▶ **问：椎间盘突出、脖子痛、腰痛，多久拍一次片子合适？**

老规矩，先来简单粗暴的要点：

以前拍过片子，正规医院确诊过"颈椎病"或"腰椎间盘突出"的，自己偶尔觉得有点胳膊痛、腿痛、腰痛、手麻的，隔一年做一次 X 线、MRI 足够了。症状没变化的话，也不一定要每年检查。这就是"没啥不舒服，一年一次足矣"。

胳膊痛、腿痛、手麻严重，那么半年拍一次也就够了。

颈椎病、腰椎间盘突出都是进展很慢的疾病（受伤导致病情突然进展的

没啥不舒服的，可以一年一次；不舒服了，可以半年一次。

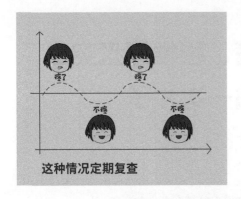

这种情况定期复查

情况除外），所以不需要短时间内反复拍片子。对医生来说，获取不了新的信息；对患者来说，费钱，费时间，还要"吃"射线。

但如果疼痛突然变得严重，出现走路不稳、拿东西不灵活了，那最好赶快来医院就诊，检查。这种是"随（时就）诊"的情况了。

▶▶ **问：我没有颈椎病、腰椎间盘突出，要多久检查一次合适？**

答案是："没什么问题来凑啥热闹！"
颈椎病、腰椎间盘突出不是常规体检包括的内容。经常脖子痛、腰痛可以拍个 X 线片看看，排除一下畸形、不稳等问题，没有症状不需要定期检查。

▶▶ **问：如果遇到特殊情况呢？**

遇到摔跤、开车追尾这类意外情况，有颈椎病、腰椎间盘突出的还是要去医院复查下，具体怎么查，听医生的。这种情况就不属于"定期复查"，而是"（有事）随（时就）诊"了。

不痛、不麻、手脚灵活，半年以上查一次。
痛了、麻了、摔跤、受伤，要及时就医！

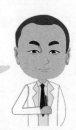

颈腰背痛之
手术篇

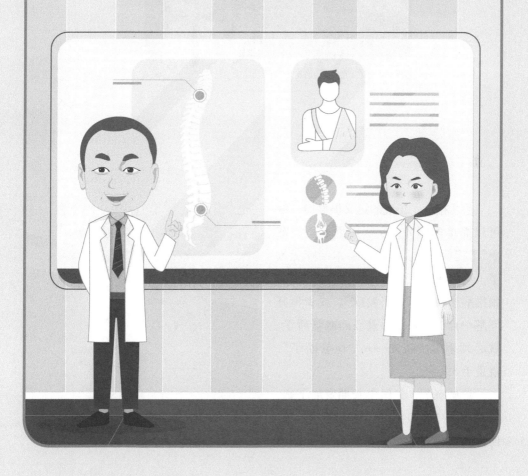

point52 "手术指征"是什么

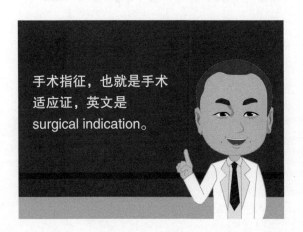

手术指征，也就是手术适应证，英文是 surgical indication。

▸▸ **什么是手术指征？**

手术指征，正规的定义很拗口，你可以简单理解为：疾病出现这些"征象"（症状）时，表明非手术治疗无效了，这时就应该选择手术治疗了，例如颈椎病出现了"走路发飘"。或者再好理解一点的：外伤后重要的血管断了，就必须手术接起来——"血管断了"，就是手术指征。

这些征象，是医学长期发展下来，总结出的"开刀比保守更有好处""此时应开刀"的标志！好比马路上、地

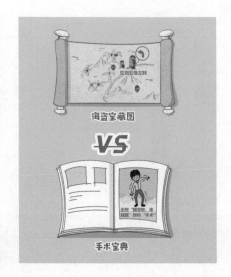

海盗宝藏图

VS

手术宝典

图上的标识，见到就要按指示，选择方向。对医生来讲一样，见到这些"征象"，就要考虑手术治疗了。手术指征，相当于治疗道路上的方向指示牌，指向手术这条路。

▸▸ 手术指南上说的就一定正确吗？

从上面的内容可以看出，"手术指征"字面意思就是：患者的病情达到了需要做手术的标准。达到手术指征的患者选择手术治疗是最有益的。而手术指征有哪些，是业内专家共同制订的，一般会写成《××病治疗指南》。

不过，新的技术与治疗方法，有时不会及时被纳入指南。所以不要拿着网上找的"指南"，来指导医生工作哦！

同时由于病情的多样性及复杂性，还有患者本身的外在情况，比如心理因素、经济因素及环境因素等，也都会影响治疗过程的进行。所以更多的时候，是以指南为依据，根据每个患者不同的情况，制订"个性化"的治疗方案。

▸▸ 手术决策不简单

对于达到了手术指征的患者，治疗将在结合患者各方面因素后，朝着手术治疗的方向进行。"个性化""个体化""精准治疗"是这些年医学发展的方向。这对医生而言，提高了信息处理量，大大增加了工作难度！这让我想起了以前被奥数题支配的恐惧。

• **堪比奥数题的手术决策**

条件：男，85岁，迈不开步，坐轮椅，儿女在国外，体重超标，心脏病，高血压……第2～7节颈椎广泛退变，椎管狭窄，后纵韧带骨化……

问题：做不做手术？

以颈椎病为例。医生判断一个患者需不需要手术，要根据患者的病史、临床表现、辅助检查等几个大方面的表现来决定：例如患者有明显行走不稳、"发飘"这种"临床表现"；同时影像学检查发现患者的脊髓在颈椎这一段压迫得很厉害，和临床表现是相符合的；并且，经过了一段时间的保守治疗，症状不能缓解。这种情况下，如果不做手术的话，疾病可能会进一步发展，出现严重的后果，如瘫痪。这些表现，就是手术治疗的"指征"了。

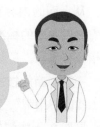

"做不做手术"是个综合、权衡的过程，需要医生、患者和家属相互理解，携手面对挑战。

point 53 脊柱手术到底在干吗

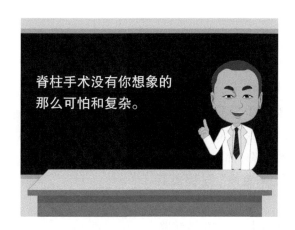

脊柱手术没有你想象的
那么可怕和复杂。

▶▶ 脊柱手术解决什么问题？

脊柱外科手术，主要针对 4 大类疾病，也是上海长征医院目前的亚学科分类（排序以发病率从高到低）：退变、畸形、外伤、肿瘤。"退变"说成大白话，就是"老化"，脊柱用多了，跟自行车一样会磨损，车胎破了、钢丝弯了、车轴卡住了；畸形有很多种，先天的、外伤的，退变也会造成畸形；外伤、肿瘤大家都明白。

除了这四大类，还有其他可能造成脊柱问题的，像感染（如结核）、代谢性疾病（如骨质疏松）等。不论原因如何，最终影响患者正常工作生活的机制就两条：要么压迫神经，要么破坏稳定；还可能两者兼有。

压迫神经，神经就没法控制手脚了。看压在哪儿，可能手痛、脚痛、走不动路、拿不住筷子、瘫痪，甚至不喘气、无心跳。

破坏了脊柱稳定，就会引发疼痛、背呀腰呀会有撑不牢的感觉，晃来晃去的过程中也会刺激到神经。最可怕的后果，就是脊柱塌下来，断掉了。

所以，脊柱外科手术最主要的就是解决这两个问题（肿瘤的情况下稍有不同，切除肿瘤、避免疾病发展是第一目的）。手术最重要的步骤就是两个：减压——解除神经压迫，把压在神经上的一切东西拿走，就好像把压着草的石头搬走；重建——恢复脊柱稳定性，让脊柱能够正常地承受和传递力，支撑身体。

▸▸ **简单了解"减压"和"重建"**

具体的手术做法千差万别，小到一个钩子的操作手势都可以写成技术经验交流，发表英文的专业论文。这些太专业的部分你就不用知道了，大的"减压""重建"过程来了解一下。

右面这个图就是一个脊椎前路手术的过程了。"髓核"掉出来压到了神经，要"减压"——解除神经的

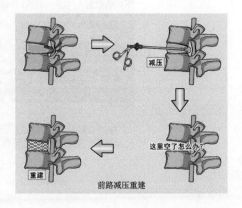

前路减压重建

压迫，就得把"髓核"拿走；要拿走必须"够得着"，所以医生一点点摘除整个椎间盘，一直"够"到掉出去的"髓核"，把它拿走。这下神经的压迫是解除了，但脊柱中间、上一节和下一节椎体之间空了啊。如果就这么让它空着，相当于脊柱"断了"——上面的力量传不下去，下面没法支撑上面的重量，所以必须要用其他东西把脊柱"接"起来——"重建"完整性和稳定性。

能用来"接"脊柱的东西，包括自己的骨头碎片（我们叫自体骨、骨松质）、别人的骨头碎片（同种异体骨），还有牛啊羊啊的骨头碎片（异种骨）。后两种需要有专门资质的厂家，严格选材，加工成符合标准的产品，才能用在人身上。请勿自带，那可不能用！这些骨头碎片，担任的角色可以是支架或者诱导剂，最终都会长成你自己的骨头。但在自己骨头长起来前，还需要有人临时支撑脊柱一段时间，这就是各种的钢钉、椎间融合器、钢板等。他们会临时地支撑、稳定脊柱1～2年，给骨细胞足够的时间和良好的环境，慢慢把这个缺口补起来，补得跟原装一样结实。这个过程，叫做植骨融合。

植骨就是种"植"下"骨"头的种子；融合就是种下的骨头生长起来，和上、下的椎体"融合"成一体，重新成为一个完整的脊柱。

脊柱后面的手术也一样，为了"够"到压迫神经的东西，得把"椎板"掀开，甚至彻底拆掉。等髓核、骨刺这些压迫物拿走了，还得想办法把这块"重建"起来。成型钢板是这几年颈椎后路手术重建的常用方式之一。

腰椎因为要承受整个身体的重量，不比颈椎只承受脑袋的重量，因此经常需要更坚固有力的重建材料。所以腰椎后路固定经常采用椎弓根钉系统。

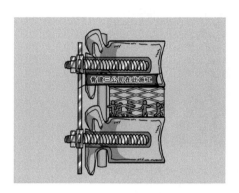 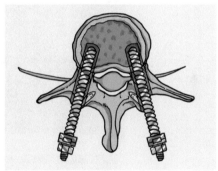

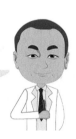

"高大上"的手术其实就这么简单。我们专科几十年来做的，就是把减压和重建做到极致！

point 54 颈椎病的手术指征

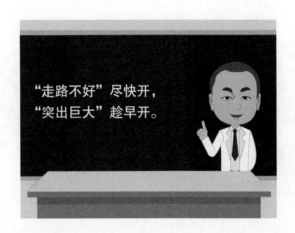

"走路不好"尽快开，
"突出巨大"趁早开。

外科医生中有句很流行的话："三年学开刀，十年学指征"。意思是说，会开一个手术相对容易，而在患者的茫茫群体中，准确识别哪些人开刀受益，哪些人不适合开刀，才是更高级的本领。所以接下来，让我们一起来解决一下——"开刀"还是"不开刀"——这个纠结的问题。

颈椎病的手术指征，专业标准的手术指征，我一讲，你们又要跑了……所以，我们就抛开其他次要的内容，只说两种最要紧的情况。

▶▶ 走路不好尽快开

颈椎病的很多患者开始是胳膊痛、手麻；再严重一点，手会变"笨"，用不了筷子，写字变形；到最后，会出现走路不稳，总觉得地面不平似的。

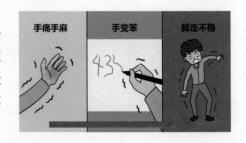

这些症状，并不是严格地沿着这三步来发展。有的患者可能一上来就手笨、脚不稳。所以，不要纠结"我在第几步"这种问题。颈椎病到了走路不好时，说明疾病很重、脊髓受压严重，一定要尽快开刀，避免发展到瘫痪的程度。

▶▶ 突出巨大趁早开

走路不好，是自己的主观体会；突出巨大，就是影像检查的客观表现了。前面我们说过，磁共振可以看到突出椎间盘的细节。

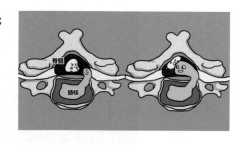

我们的脊髓待在椎管里，椎管就好比脊髓住的房子。这间骨头做成的房子，天生有多大就多大。挤进来个小的突出椎间盘，脊髓还能忍忍。如果挤进来的，是个巨大的突出椎间盘，脊髓就很容易被挤得"无法呼吸"了。

临床中很多人的病情，并不会像教科书上那么典型，医生需要积累经验来"消化"书本知识。所以这两点，只是提醒有这样情况的患者要及时手术，并不是说不够这两条标准的就不用手术。

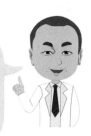

颈椎病若发展到了走路不好、突出巨大的程度，手术基本"躲"不掉了。更多不典型却也需要开刀的情况，还需要医生的专业判断。

55 听说颈椎病要在脖子上开刀，是不是创伤很大

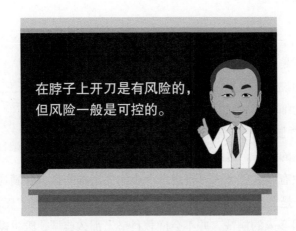

在脖子上开刀是有风险的，但风险一般是可控的。

在脖子上开刀，听起来很吓人，但我们要清楚，做手术可不是电影里的"抹脖子"。电影里的"抹脖子"是切断颈部的大动脉。颈部的各种手术都是要小心保护大血管、气管、食管和各种肌肉，绕开它们找到病灶来处理的。

从脖子前面做颈椎手术的时候，脊柱外科医生会基于精准的手术解剖入路，很精巧地在血管、气管、食管之间找到"缝隙"，从"缝隙"中进去找到病变的颈椎节段进行处理。

一般情况下，对患者的创伤并不大，出血量也较少，刀口也小。

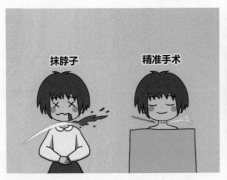

抹脖子　　　精准手术

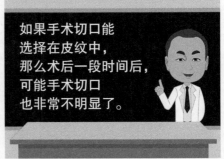

如果手术切口能选择在皮纹中，那么术后一段时间后，可能手术切口也非常不明显了。

这个过程，就好像警察叔叔在人群里，精准击毙犯罪分子一样，风险不能说一点没有。医生们寒窗苦读十几年，为的就是要有精准的专业水平！

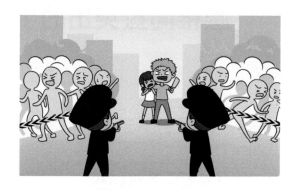

而从脖子后面开刀，也就是颈椎后路手术。因为脖子后面没有前面诸如气管、食管这么多重要的结构，手术入路的风险相比就更小了。后路手术的另一个好处是范围大，就是一次能"够"着更多的颈椎节段，适合很多节段都不好的患者。不过脖子后面肌肉组织多，手术中对肌肉组织的损伤会比较大。

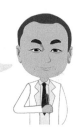

总体来说，目前颈椎手术的风险是可控的，不用因为过于担心创伤而耽误了颈脊髓和神经压迫的治疗时机哟！

已经决定做手术了？想了解更多手术相关知识？更多关于"颈椎前路手术的术前准备"的内容，请扫描二维码，观看陈教授讲解视频。

已经决定做手术了？想了解更多手术相关知识？更多关于"颈椎前路手术的术后康复"的内容，请扫描二维码，观看陈教授讲解视频。

point 56 腰椎间盘突出的手术指征

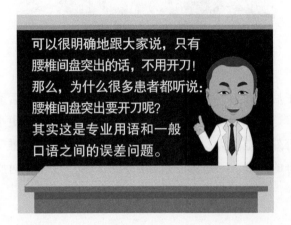

可以很明确地跟大家说，只有腰椎间盘突出的话，不用开刀！那么，为什么很多患者都听说：腰椎间盘突出要开刀呢？其实这是专业用语和一般口语之间的误差问题。

▶▶ "腰椎间盘突出"和"腰椎间盘突出症"的区别

腰椎间盘突出，对于医生而言，只是说磁共振片子上看到有椎间盘突出的表现，并不需要有神经症状。椎间盘突出了，并不一定会对神经根形成压迫。神经根有时可以避开突出的椎间盘，从神经根管道顺利出去。也许神经根也懂得"惹不起，只有躲得起"的道理。

但如果椎间盘突出压迫神经根了，就会出现相应的症状，比如下肢疼痛、麻木和酸胀。反复出现这类症状，专业术语叫"腰椎间盘突出症"。

"腰椎间盘突出"，可以理解为身体的老化现象，就像长了白头发一样，虽然不好看，但可以不管。"腰椎间盘突出症"，多了这个"症"字，就是说神经受到了影响，不管保守治疗还是手术治疗，总归要管一管的。因为平时老百姓不会这么讲究用词，所以医生跟你们聊的时候，经常也两个词混着说了。

注意这个"症"字，刚讲完哦。它最典型的症状，是沿着腿"一条向下"的疼痛，有时也不一定是痛，而是"酸胀感"；或者像被绳子牵住了一样，上海话里患者经常形容是"吊牢了"；也可以伴有麻木、下肢"发凉感"，甚至有部分老年人会有腿部像在"冰窖"里似的。

单纯是疼，可以考虑各种保守治疗：卧床、吃药、理疗、戴腰围、输液脱水。确实有的患者，熬一熬，掉出来的椎间盘可能换位置了、萎缩了、碎掉了，甚至少数人会出现突出椎间盘的自发吸收。神经不被压迫了，也就不疼了。

但如果这些招数都用了，还是止不住痛，或者反反复复地痛，甚至出现肌肉萎缩、肌力下降，对生活质量影响很大，还是考虑开刀解决问题吧！拖下去很难好转。

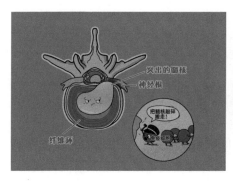

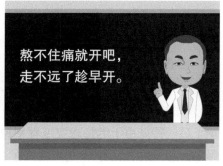

▸▸ **间歇性跛行**

有些患者说，我坐着、躺着没症状，一走路就有，歇歇又好了，是怎么回事？这就是我们说的"走不远了趁早开"！这种"走不远"，专业叫法是"间歇性跛行"。

具体的情况就是，走路能走，但走了一段路程（几百米左右，具体距离因人而异），就出现单侧或双侧腿酸痛，沉重得难受；但坐坐或者蹲下休息一会儿，就又"神奇"地好了，可以再走；然后，走一会儿又出现了跟之前一样的腿酸痛。就是这样"能走—不能走—能走—不能走"的循环，叫做"间歇性跛行"。

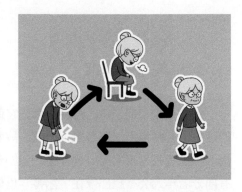

那么为什么会有"间歇性跛行"这种情况出现呢？主要是在腰椎管狭窄的病理基础上，直立行走时椎管和神经根的压力负荷进一步增大，加剧了脑脊液循环障碍，造成神经根的静脉淤血和水肿，出现缺血性神经根炎，从而导致行走一段路后感到腰腿疼痛、下肢麻木、无力等症状。

当患者蹲下、坐下或平卧休息后，神经根的压力负荷降低，缺血和水肿状态得以改善，因此症状也随之减轻甚至消失了。然而再行走时，就会再度出现上述症状，交替出现，就形成了间歇性跛行。

▶▶ 腰椎管狭窄

腰椎管狭窄有两种主要原因。

第一种是脊柱在生长发育过程中，腰椎管发育有所欠缺，形成了发育性（先天性）腰椎管狭窄。打个比方就是：神经家的房子小啊！

另一种是由于老化退变过程中椎间盘突出、骨质增生或者是腰椎滑脱等导致原来宽敞的椎管变得狭窄了，也叫继发性（后天性）腰椎管狭窄。打个比方就是：腰椎的神经本来住的房子挺大，但是由于没有维护好，里面堆的杂物太多了，或者索性梁歪了、墙倒了，导致这个房子使用空间变小了！

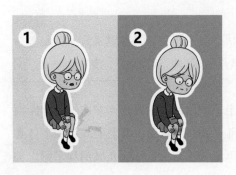

如果腰椎管狭窄症出现了间歇性跛行，并且越来越严重，影响行走，导致生活质量显著下降，那就应该做手术了。

最后还要说明一下，间歇性跛行并不是腰椎毛病特有的，腿上的血管问题，比如血栓闭塞性脉管炎，也可能出现间歇性跛行。

　　如果觉得两条腿温度不一样，经常疼的那条腿，脚更凉一些，不要忘了去血管外科看一下。

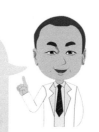

腰椎间盘突出症什么时候要开刀？

• 保守治疗无效的腰椎间盘突出症。

• 出现严重间歇性跛行的腰椎间盘突出症。

• 当出现下肢无力，会阴部麻木，甚至大小便困难时，需要急诊手术。

更多关于"拍片子说你椎间盘突出了怎么办？"的内容，请扫描二维码观看陈教授讲解视频。

"背后捅一刀"？腰椎后路手术可不是那么粗糙的

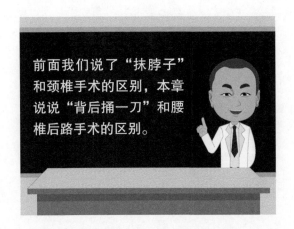

前面我们说了"抹脖子"和颈椎手术的区别，本章说说"背后捅一刀"和腰椎后路手术的区别。

　　关于医院的笑话，经常把骨科大夫说成"粗人"：因为要用到"锯子""电刀"等大工具，而且又是做骨头，硬碰硬，手术开起来"叮叮当当"的，"很吓人"。

　　四肢和关节的手术，特别是关节置换，因为要把损坏的骨头、关节拿下来，换上新的，动作比较大。脊柱的手术相对而言，除了大范围的侧弯和肿瘤，切口和损伤已经很小了。特别是颈椎前路手术，借助人体本身的器官间隙进入，拿一点点错位的椎间盘出来，身体里面的损伤很小。皮肤

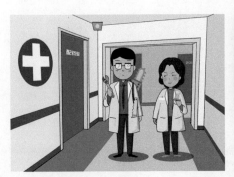

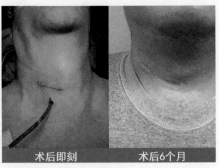

术后即刻　　　　　　术后6个月

表面的切口如果是横的，手术后时间长了就是条淡淡的疤，真的是没有"微创"之名的"微创"手术。

腰椎手术历史上有过很多种手术方式，从肚子正面开刀、侧面开刀、腹腔镜下的侧面开刀，但到现在，大多数都只用后路或侧路手术了。就是手术时，患者趴着，从背后的"里脊肉"间隙做切口（开放手术）或者找骨头空隙（微创手术）进去，把掉出来的椎间盘拿走。

这种手术方式能解决绝大部分的腰椎问题，而且损伤小。曾有患者一听说做后路手术，脸色煞白地捂着自己的后腰说："从这儿捅一刀啊？"怕开刀可以理解，但是你的想象力也太丰富了吧！完全不是这样的啊！

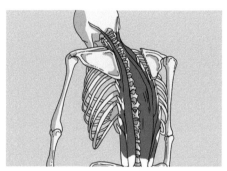 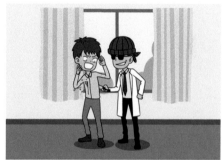

腰椎的后路手术，医生首先要确定你手术的位置，腰椎一般5节（有个别人是6节），先要摸着数到你需要做手术的那几节，用小巧的柳叶刀划开皮肤。

剥开肌肉的过程要讲究尽量少出血，也是我们医生之间暗暗比拼的手技；一路循着肌肉间隙、骨头缝隙找进去，仔细、完整地把伤害你的"元凶"——髓核抓出来。

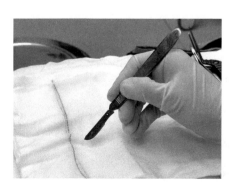 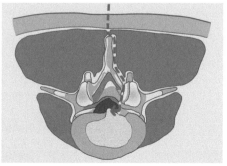

整个过程就是"小心翼翼""投鼠忌器"，生怕多碰坏一点东西（神经、血管），哪有"捅一刀"这么"爽"的事情。

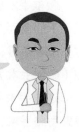

用刀，我们是谨慎的、专业的！

更多关于"腰椎间盘突出症手术的术前准备"的内容，请扫描二维码，观看陈教授讲解视频。

更多关于"腰椎间盘突出症手术的术后康复"的内容，请扫描二维码，观看陈教授讲解视频。

point 58 微创手术的指征

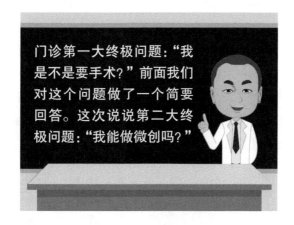

门诊第一大终极问题："我是不是要手术？"前面我们对这个问题做了一个简要回答。这次说说第二大终极问题："我能做微创吗？"

▶▶ 微创手术是什么？

微创手术，英文是 mini-invasive surgery。mini，简单说就是"小"；invasive，直译是"侵入"的意思。打针啊、胃镜啊、开刀啊，这些会进入我们身体的东西，都是"侵入性"的。

不光在骨科，所有"侵入性"的检查、治疗，都在积极地引入"微创"这个概念。就是说，科学家和医生都在探索，怎么尽量少破坏你的身体发肤，怎么尽量让你舒服，怎么尽量"偷偷"地进、"悄悄"地出。

早几十年，看病的目标可能是"保命就不错了"；然后就会希望"活下来还能有生活质量"；近些年还有一个口号是"live with no pain"（无痛生活）；还有更有追求的人，比如我们有个患者问过"颈椎术后还能坐过山车吗"（详见第 65 章），比如很多运动员、极限运动爱好者，开完大刀还能重返赛场，是他们的理想。

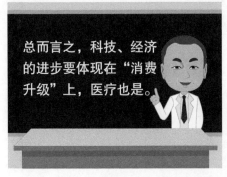

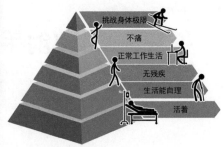

虽然完全无病无痛的生活是不存在的，但是"微创"确确实实把患者的手术体验提高了很多。

比如心脏的各种"介入手术"：以前要全身麻醉，劈开胸骨，把心脏显露出来，才能在上面做手术；现在只要从大腿根、胸口的大血管，送一个导管进去，就解决问题了。

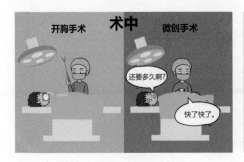

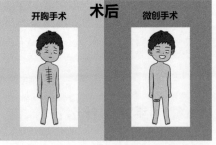

虽然不是每个人都能"微创"解决，但很大一部分患者已经享受到了科技和经济进步的红利。在这儿还要特别提醒一句：早看病、早治疗；拖得晚了、重了，往往简单微创的方法就不行了。

微创在不同专科应用的程度不一样。像心脏的介入手术、胸腔镜、腹腔镜，目前已经很普遍了。在骨科，最早开始用的是四肢微创钢板。骨折了，要用长长的钢板钉起来，当然也就需要一个长长的切口，分开骨

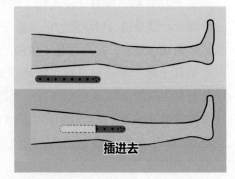

头上面的肌肉，好把钢板放进去；后来就有人想办法，在皮肤、肌肉上只切个小口，然后把钢板顺着骨头"插进去"，这样对肌肉的破坏就小多了。

在脊柱专科，近十年来椎间盘镜、椎间孔镜、XLIF等微创技术开展得也越来越普遍。虽然这些技术还不能替代所有的"开大刀"手术，但随着科学家、医生、厂商的共同努力，能够应用的范围也在不断地扩大。

▶▶ "微创"不是万能的

以腰椎间盘突出症为例，要根据病情发展的不同阶段、不同程度来选择不同的手术方式。前面我们说过了，腰椎间盘突出症是因为突出的椎间盘压迫了神经，手术需要移开突出的椎间盘，解除神经压迫。微创的方法创伤小、出血少，可以解除一部分腰椎间盘突出症患者神经的压迫，但是"微创"不是万能的。

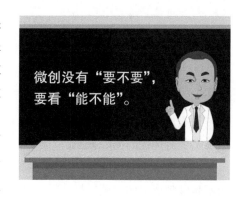

微创没有"要不要"，要看"能不能"。

腰椎间盘突出症，虽然是同一个名字，但每个人的具体情况却"千姿百态"。有的情况下，微创手术没法达到令人满意的治疗效果，还是得开放手术来解决问题。

▶▶ "千姿百态"的腰椎间盘突出症

说是"千姿百态"，那到底有多少种"姿态"呢？

比如说，有的人，就是一块髓核掉出来了，位置也端正，那么微创进去，把髓核拿出来就好。但是有的人，掉了3或4块，还散布在不同位置。微创手术要在皮肤、肌肉上开洞，这种情况，上开一个洞、下开一个洞，费时费力，还不如做个小的开放手术。

再比如掉出来的椎间盘钙化了、变硬了，甚至"粘"在掉出来的地方上，微创进去力量不够，还得开放进去和它"硬杠"。

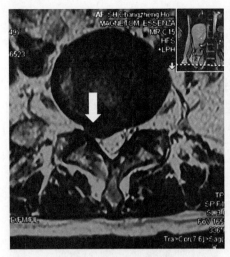
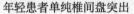
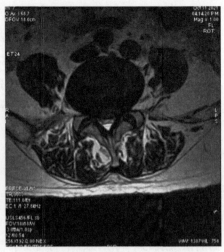

年轻患者单纯椎间盘突出　　　　年长患者伴随严重骨质增生的椎间盘突出

还有严重的椎管狭窄、骨质疏松这些情况，目前微创手术的技术，有时很难实现对神经的彻底减压。

对于年纪轻的患者，主要是腰椎间盘突出造成的"软"性压迫引起的，而不是骨刺形成的"硬"性压迫，微创手术效果不错。

总之，是否可以采用微创技术还要因"盘"制宜，对症下刀。

▶▶ "微创"有缺点

治疗腰椎间盘突出症常用的微创手术，如椎间孔镜手术，虽然创伤小，但是存在一定程度的复发风险。因为微创手术，只是把压迫神经、掉出来的那块髓核拿走了。但是去掉了这块，椎间盘里面还会有其他破碎的髓核，而包裹髓核的纤维环上"破洞"也还在（没看懂？可以复习下前面的 P30《椎间盘突出：一个破坏了"封印"的悲伤故事》），手术做完还有可能再掉出来一块，再压迫神经，再出现腿痛或走不动路，这就叫"复发"。医生也尝试过把纤维环上的"破洞"缝起来，但是这个步骤是不是真有效，业界还没有共识……

当然，"微创"的理念无疑是脊柱外科，乃至整个外科学发展的重要方向。随着微创手术技术的不断进步和完善，很多之前被认为微创手术无法解

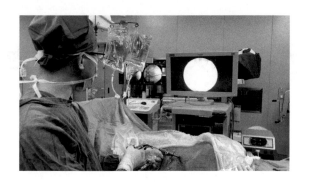

决的复杂腰椎伤病，也将逐渐得以解决。

　　未来，脊柱外科手术的发展方向一定是越来越"微创"，效果也会越来越好！

所以，"微创还是开放"并不是那么简单的问题哟！

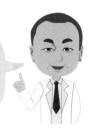

point 59 何为 ERAS？就为"赶"你出院

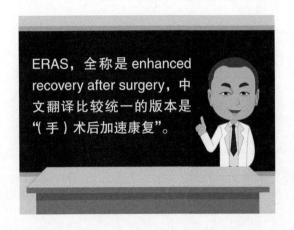

ERAS，全称是 enhanced recovery after surgery，中文翻译比较统一的版本是"（手）术后加速康复"。

ERAS 是一个全面的，贯穿手术前、中、后，甚至是入院前、中、后的管理理念和流程，只为了早点"赶"你出院。

手术后，经常被患者问：医生我能不能多住两天？知道刚手术完你还很紧张，看到我可能比看到爱人都安心，所以希望跟我们这些白大褂多在一起几天。

但是，你要知道，为了"赶"你出院，我们做了多少工作和努力。"赶"你出院，更多的是为了你好：更无感的手术和住院过程，更好恢复，更快回归正常的工作和生活。不论我们怎么解释"手术不是捅一刀""能微创就微创"，

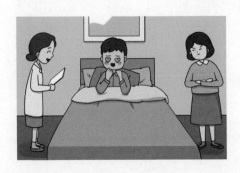

但也不能不承认，手术毕竟是有创的。即使是再精准的微创，还是要破坏一些身体的正常组织。除了刀口的损伤、麻醉、失血、心理上的恐惧、卧床、插管，都是伴随手术，患者要额外承担的负担。

全体医生（不管是做麻醉的，

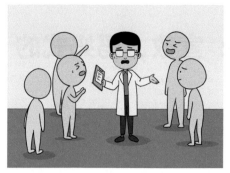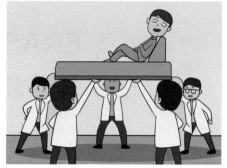

还是做手术的）、全体护士（不管是手术室的，还是病房的），以及护工，在 ERAS 理念下，从手术怎么做，到手术后大便床上解还是下床解，每个细节都共同配合起来，只希望你能体验一个更"无感"的手术和住院过程，更快地恢复。

正是靠着我们在 ERAS 方面做的很多工作，才能实现一般情况下颈椎手术只住 3 天院，腰椎手术只住 4~5 天。要知道，任何一个颈椎手术，在手术分级里，也是重大手术。一个大手术从入院到出院只要 3 天，你相信吗？

后面几章我们会逐个讲讲，为了手术效果好，我们在"手术之外"做的那些努力。例如，为什么先不给你手术，而是先让你回家吹气球；手术前为什么要花钱请护工"抠"脖子；护士为啥轮番找你"巴啦啦、巴啦啦"……从生理到心理，你自己都没想到的地方，我们都一一考虑了。

看完这一章，你会发现，一直被人说是"木匠"的骨科医生，其实是很暖、很体贴的……

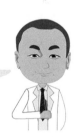

ERAS：宣教，妈妈式的碎碎念

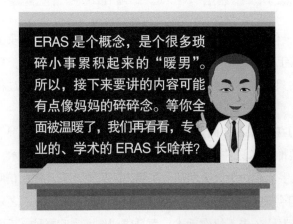

ERAS 是个概念，是个很多琐碎小事累积起来的"暖男"。所以，接下来要讲的内容可能有点像妈妈的碎碎念。等你全面被温暖了，我们再看看，专业的、学术的 ERAS 长啥样？

我们大概都有过相似的经历，住个酒店，搞不清水龙头怎么开？牙具藏在哪个抽屉了？甚至马桶怎么冲？进去先得东摸摸、西摸摸，跟刘姥姥进大观园似的。有时还不得不打电话叫服务生进来，指导一下怎么进行日常生活。

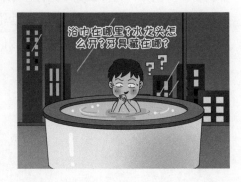

住院，可能是件更麻烦的事。

第一，现在的条件下，多数医院还是住多人间，用公用卫生间。好处是有其他病友可以询问，坏处是现代人的隐私要求被大打折扣了。

第二，病房里会有一堆新鲜事物，住院规矩也多，专用电源不许充手机，氧气吸管要自己学着放到位，还要去各个不同的科室做检查，学习任务比住酒店还要重啊！

ERAS 的住院宣教部分，就是集中教这些知识——住院生存指南。护士们会带着你做个简单的病房之旅：

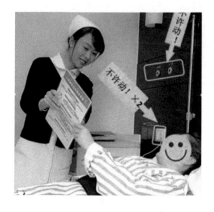
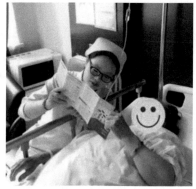

- 卫生间在哪儿?
- 浴室在哪儿?
- 一日三餐哪里订?
- 自家带的饭哪里热?
- 医生办公室在哪里?
- 医生一般的工作日程怎样?
- 哪里能请护工阿姨或师傅?
- 哪里能租到陪床的躺椅?
- 哪儿买手纸、纸内裤、充电器、拖鞋?
- 一模一样的"白大褂",哪个是管我的?

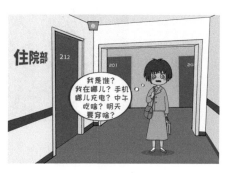

别小看这些琐碎的消息,它能让你尽快熟悉环境,把自己"安顿"下来,"放松"地准备手术。护士们每天把这些烂熟的内容不断跟每个患者重复,不厌其烦,就是为了这个呀!真的是"此心用度八千遍,不嫌厌倦"——这点,和喜欢碎碎念的、温暖的妈妈们,是一样的呢!

除此之外,宣教还会帮你树立面对疾病的积极态度。生病不可怕,可怕的是,一开始你就被疾病吓倒了、不敢还手了。有我们在背后支持你,你还怕什么呢?

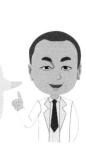

住院不需要紧张。我们都为你想到这么细致了,你还有什么不放心呢?

学术的 ERAS 长啥样

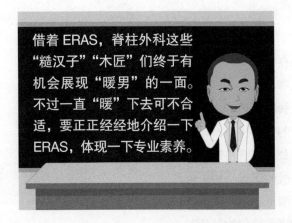

借着 ERAS，脊柱外科这些"糙汉子""木匠"们终于有机会展现"暖男"的一面。不过一直"暖"下去可不合适，要正正经经地介绍一下 ERAS，体现一下专业素养。

根据中华医学会外科学分会和麻醉学分会 2018 年出版的专家共识，ERAS 定义为：以循证医学证据为基础，以减少手术患者的生理及心理的创伤应激反应为目的，通过外科麻醉、护理、营养等多学科协作，对围手术期处理的临床路径予以优化，从而减少围手术期应激反应及术后并发症，缩短住院时间，促进患者康复。

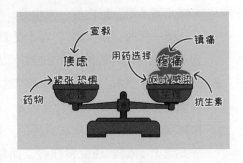

加速康复理念包含三大块内容：手术前、手术中和手术后。

▸▸ **手术前**

● 术前对患者进行宣教，告知手术整体流程，降低患者焦虑，并且利于

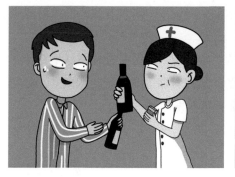
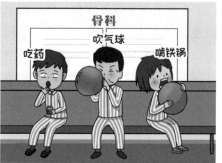

手术后康复配合。

● 术前戒烟2周、戒酒4周可以明显降低术后并发症。

● 术前患者评估，用来评估患者整体健康状况并进行调整。血压高或血糖高的患者，会请内科医生指导用药；缺铁性贫血的患者，要先吃一段时间铁剂，让血色素上来再手术（铁剂是专门的药品，啃铁锅可不行）；肺功能不好的患者，得请你先吹吹气球，练习肺功能，更好地准备手术……

● 合理的术前禁食禁水能缓解空腹的不适，并能提供能量，降低术后不适。

● 术前合理的镇痛，可以降低因疼痛导致的身体应激反应，缓解紧张焦虑情绪。

▸▸ **手术中**

涉及预防性抗生素使用、麻醉方式选择、麻醉中监测、手术的方式方法等专业内容。这些你不需要知道，因为这部分你啥忙儿都帮不上。信任医生，充分放松，就好了。

▸▸ **手术后**

● 多模式镇痛，包括手术切口局部麻醉药物、镇痛泵、口服镇痛药等。

● 术后呕吐的预防和控制，包括尽量避免使用易引起呕吐的麻醉镇痛药物、使用止吐药物等。

● 术后尽早恢复饮食，促进肠道运动功能恢复，可以有效降低术后感染发生，促进康复。

● 早期康复活动，可以根据不同的手术情况，在医生指导下尽早开始卧床或下床康复活动，可促进呼吸、胃肠、肌肉骨骼等多系统功能恢复，有利于预防肺部感染、压疮和下肢深静脉血栓等并发症。

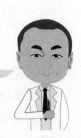

术前充分评估、准备；术中权衡用药、监测、麻醉、手术策略；术后侧重镇痛、早期康复——这才是完整的 ERAS。

point62 ERAS：术前很忙

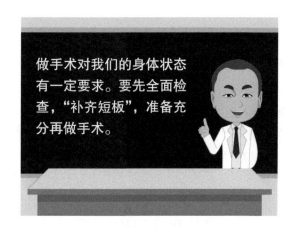

做手术是个整体工作，不能"做颈看颈、做腰看腰"，而是从心肺、血型到大小便，都要挨个查一遍。

所以，入院到手术前这几天，其实是很"忙"的。好比大战前的物资部署、战略准备。医生、患者，都有事儿做。

▸▸ 脊柱外科手术患者的常见短板

● 血糖高的患者，更要控制好，否则手术的刺激会让血糖更高，还可能会出现"高血糖危象"，也会影响手术后的伤口愈合。

● 治疗高血压的药物中，"利血平"会造成麻醉后剧烈的血压波动，需要在术前停药 2 周。

● 部分营养指标如血清白蛋白、淋巴细胞总数降低，会增加术后感染风险，也会导致伤口延迟愈合。

▸▸ 你自己能做的事

● 戒烟，戒酒。

因为抽烟会影响骨头愈合，戒烟至少 2 周可以显著减少术后并发症的发生。戒酒可以明显改善血小板功能，减少出血，所以一般推荐术前戒酒4 周。

另外，手术前要保证充足休息，清淡饮食，提高机体免疫力。注意个人卫生，保持手术区域皮肤清洁，避免皮肤破损、过敏或脓肿，可有效减少手术切口感染的发生。

● 气管推移训练。

气管推移训练适用于准备做颈椎前路手术，但气管位置相对固定、脖子短胖的患者。可以减轻这类患者术后"喉咙不舒服"的感觉。

▸▸ ERAS 教你做"气管推移训练"

先看看自己的脖子有两条肌肉，从下巴两边、斜向内，形成了一个尖朝下的倒三角。

脖子正中、鼓起来的就是气管，与肌肉之间形成了一条沟。

用左手中间三根手指、并拢，搭在这条沟里，指头肚向深处压下去，勾住中间的气管，把它向左边拉，拉过中线。

拉对了的情况下，自己能感觉到手指头勾住了一个管状的东西。脖子正面也能看到，原本鼓起来的脖子正中，"平"下去了。拉的动作不要太大，

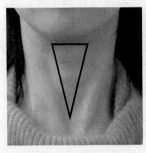
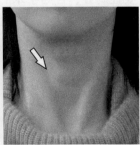
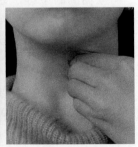

否则人会受不了，甚至咳嗽；只要看到脖子正中线不"鼓着"就行了。保持这种"气管移位"的状态几分钟，手要稳，不要松一下、紧一下的，要保持住。受不了就松开一会儿，休息休息再来；受得了就多保持几分钟，这样多练习一阵，争取能"移位"半个小时以上。

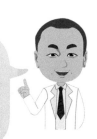

手术和麻醉技术的进步，让"气管推移"变得不那么必要了，只对气管很"硬"的患者有这种要求。ERAS 本身就在不断进步！

point63 ERAS：术后不慌

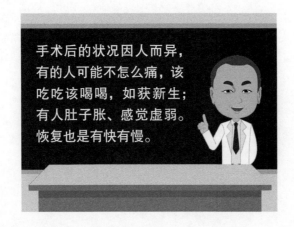

手术后的状况因人而异，有的人可能不怎么痛，该吃吃该喝喝，如获新生；有人肚子胀、感觉虚弱。恢复也是有快有慢。

以下是脊柱外科手术后我们常见的两种问题，跟大家交流下。

▶▶ 屎尿便，那些重要的小事

每个小医生都经历过这样的"痛苦"：白衣如雪、来去如风，穿梭在各个病房间，行色匆匆，怀揣着使命感，觉得下一秒自己就是做手术于万难、救患者于濒危的英雄。然而脑中的幻梦尚未结束，就有一个家属堵到脸前："医生，我爸／妈一天没解大便了……"

屎尿便，听上去又"恶心"又私密，但却是跟健康息息相关的内容。手术后患者卧床、疼痛、上厕所不方便，都会导致进食减少，肠子、尿路也变"懒"。有的患者还会嫌麻烦，主观上"忍着"。排尿减少，会影响身体的水分、电解质平衡，还会减少对尿路的冲刷，容易导致结石形成和泌尿系感染。

大便不顺畅，不能及时排出，肠子会重吸收粪便里的水分，让粪便越来越干，更难排出。有了"积压"的粪便，就会觉得肚子胀，不想吃东西，形

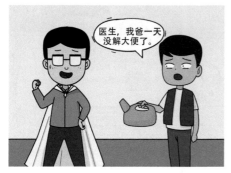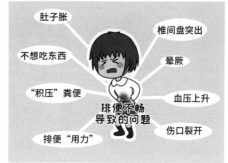

成恶性循环。排便的时候还需要"用力"，增加了腹腔内的压力。别小看这个"腹压增加"，没手术的患者都有可能因为"腹压增加"导致椎间盘突出、血压上升、晕厥等，手术后的患者更容易出现这些问题，还要增加一条"伤口裂开"……

👉 所以，当医生每天问你大便好不好、小便好不好的时候，不要不好意思。大大方方地如实反映，才有助于你更快恢复哦！

▸▸ 脊柱手术后怎么下床？

大多数手术，不管是不是骨科的，只要条件允许，都会鼓励术后早下床，早恢复正常生活。"长时间卧床不好"这个概念是我们医生的共识，躺多了会有各种问题：肺炎、尿路感染、血栓、肌肉萎缩、肠道细菌异位等。大道理讲多少都没有用，常常被患者一个字就顶回来了——"怕"。

我们总结了一下，患者"怕"下床主要"怕"在这几个方面：

● "怕"坏。

脖子或者腰还不牢靠，怕下床给整坏了。这是完全没有必要害怕的！医生如果敢说让你下床，那么一定是在手术中确定了骨头和内固定都牢靠，撑得住你的脖子和腰。如果骨质疏松，内固定吃不牢，医生会主动让你多躺两天的。

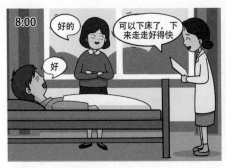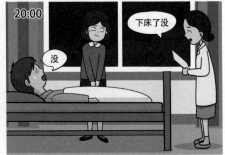

● "怕"晕。

怕做手术动了"元气",起来腿软、头晕,会摔倒。这一点可以靠小技巧来克服:

1.先把床头摇高一点(医院的床都是可以"变形"的),让之前平躺的患者逐步适应一下头抬高的过程,可以一步一步越来越高,直到完全坐直。

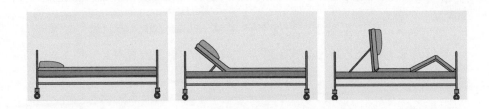

2.先把各种引流球、尿管,固定到衣服上,保证和患者一起行动;然后让患者把腿放下来,垂坐床边,适应一会儿这种状态。

3.床边站立一会儿,这时家人一定要在旁边陪着。

4.迈开腿,四下走走。

大部分的"下床晕",并不是伤了"元气"导致人"虚弱"。平时我们行走站立,是靠腿部肌肉收缩带动血管收缩,来帮助血液回流心脏。躺得久了,肌肉就会"偷懒",不肯用力,导致血液回流不畅;猛然一站立,全身的血因为重力,"哗啦啦"都冲到腿和脚上去了,大脑就会由于缺血而头晕,从而引起体位性低血压。

● "怕"痛。

怕动了伤口痛。这方面尽可以放心。术后镇痛是 ERAS 的重要组成部分,麻醉科大神会通过镇痛泵精准控制药物的用量,可以保证术后安全又无痛。

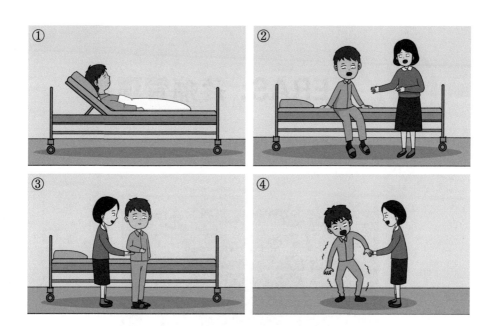

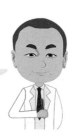

综上，要听话，早点下床活动哦，为你自己好！

point 64 ERAS：疼痛管理

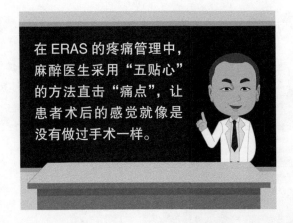

在 ERAS 的疼痛管理中，麻醉医生采用"五贴心"的方法直击"痛点"，让患者术后的感觉就像是没有做过手术一样。

对于做完手术的患者来说，疼痛是最担心的问题。但在 ERAS 中，只要准备充分，术后疼痛的问题就会迎刃而解。

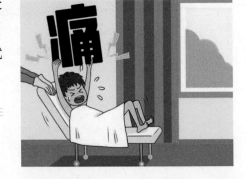

▶▶ **贴心一：健康宣教**

帮助患者了解 ERAS 的整个流程，向患者解释整个手术的过程，减轻患者的焦虑。另外，叮嘱他们"痛了"一定要告诉医生。

▶▶ **贴心二：术前疼痛评估**

术前疼痛评估对 ERAS 来说很重要，可以了解患者术前是否就已经饱

受慢性疼痛的煎熬，因为慢性疼痛会让患者对疼痛更加敏感。这是 ERAS
必不可少的环节。

▶▶ 贴心三：预防性镇痛

术前可以口服镇痛药物吗？当
疼痛来临的时候，口服镇痛药物可
以率先抵御疼痛的刺激，还可以减
轻术后疼痛和恶心呕吐的发生。所
谓"上医治未病"，ERAS 在手术之
前就开始对患者进行疼痛的管理。

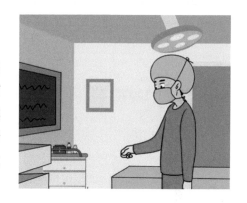

▶▶ 贴心四：术中控制伤害刺激

术后镇痛其实从手术当中就开始了，术中控制疼痛刺激的发生是非常
重要的环节。麻醉医生会根据手术的进程来进行精准的疼痛管理，减少疼
痛刺激，以更好地控制术后疼痛。

▶▶ 贴心五：个体化和多模式的镇痛

术后镇痛是口服药、打针，还是用镇痛泵？这么多的镇痛药，该怎么

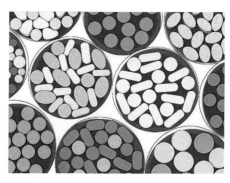
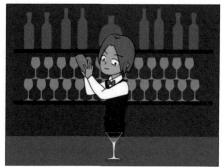

选？这些作为患者的你，根本不用去操心，就放心地交给麻醉医生吧。

　　这时候的麻醉医生就像是一位洞悉人心的调酒师，会根据术前评估、手术特点和手术过程等因素，为你调制出让你不会痛的"鸡尾酒"。不管是口服药，还是静脉药，都是为你度身定制的专属镇痛配方。

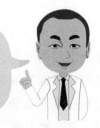

看了 ERAS 这么细致的疼痛管理，你还会害怕疼痛吗？

point 65 颈椎手术后能玩过山车吗

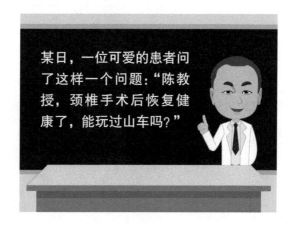

某日，一位可爱的患者问了这样一个问题："陈教授，颈椎手术后恢复健康了，能玩过山车吗？"

　　真是一位乐观的患者！首先，答案是肯定的："可以！"然后，专业地抛出一个更重要的问题："什么时候可以？"手术后第1天？肯定不行！第2天？也不行！那么第3、4、5、6、7天？1个月？2个月？

　　一般颈椎术后2个月，就可以摘掉颈托，恢复正常生活了。对于整天坐办公室，最多开车或者乘坐地铁跑跑外勤的人来说，完全可以恢复工作了；当然，更具体的时间要看个人的病情。只要没有摔倒、跟人或车子相撞等外伤情况，手术后的脖子完全可以适应日常生活。

　　可是坐过山车，怎么科学地研究一下呢？总不能找患者志愿去坐过山车，或者给山羊、小牛建个游乐园做实验研究一下这个问题吧？为了有理有据地回答这个问题，我发动全组医生去找一个可以对标的参考内容。

▸▸ 参考内容一：真实新闻

　　大概是说，一个叫雷吉·布洛克的 NBA 运动员，2019 年 7 月 14 日跟

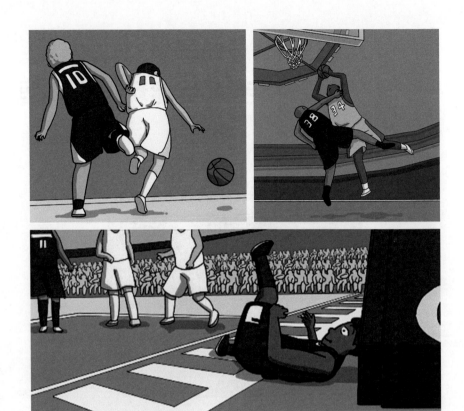

纽约尼克斯队签了价值 420 万美元、为期 2 年的合同，第 2 天就去做了颈椎间盘突出症的手术（具体术式未知），然后一直休息到 2020 年 1 月（术后 6 个月）才参加比赛。虽然肯定有专业医生评估过，但 NBA 这种激烈赛事中，冲撞、摔倒万一造成手术部位移位、再骨折，布洛克没准儿就再也站不起来了……高收入也是有高风险的啊！毕竟对运动员来说，强行止痛、带病带伤比赛也是常事。

▶▶ 参考内容二：专业文献

2018 年《骨科运动医学杂志》的一篇文献介绍了 26 个做过颈椎手术的运动员的情况。要点如下：做了颈椎融合术后（大家可以简单理解为放了钢板 / 钢钉），80% 的运动员在 9 个月后都重返赛场了。他们的专业包括冰球、足球、篮球、橄榄球和棒球，都是对抗性十足的项目啊！

▶▶ 结论

综合这些例子，我们很认真地回答一下开头这位患者的问题：颈椎术后能不能坐过山车？

答案是：可以玩！但是保险起见，你手术后 1 年再去吧！

有人大概要问了：不都说 9 个月重返赛场了吗？为啥到你这儿，又加 3 个月？

这些职业运动员的肌肉都非常发达啊！颈部也是！而且是专业指导下，每天康复锻炼。我们普通人这种每天看 5 小时手机、"豆芽菜"一样的脖子，还是加 3 个月吧……

专业来自认真！这么认真的回答，大家满意吗？

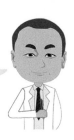

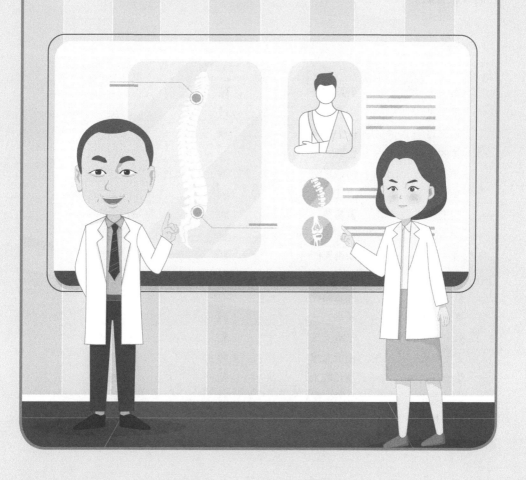

颈腰背痛之
康复锻炼篇

长征去痛十八式

"长征去痛十八式"是编者团队总结的锻炼颈腰背肌的方法。可以全部加以练习，也可以根据自身的情况和时间、空间、场地等选择几种来锻炼。尤其是对于久坐的白领一族，可以在工作间隙选择几"式"，放松和锻炼自己的颈腰背肌。

长征去痛十八式

序号	名称	锻炼部位	姿势
第一式	引颈称快	颈	坐
第二式	额手相庆	颈	坐
第三式	探头探脑	颈	坐
第四式	左顾右盼	颈	坐
第五式	仰望星空	颈	坐
第六式	坐式弯曲	腰	坐
第七式	蓄势待飞	肩	站
第八式	背部训练	背	站
第九式	亲密无间	颈腰	站
第十式	直立体前屈	腰背	站
第十一式	猫和骆驼	颈腰	趴
第十二式	猎鸟犬式	腰	趴
第十三式	平板支撑	腰	趴
第十四式	侧板支撑	腰	趴
第十五式	小鸡啄米	颈	趴
第十六式	小燕飞	腰	趴
第十七式	仰卧屈膝	腰	躺
第十八式	桥式运动	腰	躺

▶▶ 第一式：引颈称快

对于大多数现代人来说，"引颈"确实是令人"称快"的一件事。长期低头造成肌肉紧张，拉伸绝对是快乐的。

- **预备姿势**
- 自然坐正，腰背挺直。
- **分解动作**
- 步骤 1：右手背在身后，左手从上方抱住头。
- 步骤 2：左手发力，把头向左侧拉低，轻柔用力，让右边脖子、肩膀有拉伸感。在能够做到的最大限度，保持 30 秒。
- 步骤 3：头缓慢回到正中位，放下双手，恢复预备姿势。
- 步骤 4：换右手抱头，左手背在身后。
- 步骤 5：右手发力，向右侧拉低脑袋，让左边肩颈有拉伸感。保持 30 秒。

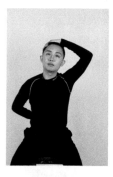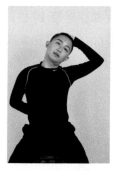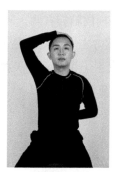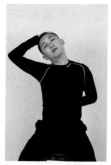

- **动作要领**
- 双侧交替进行，重复 3 次为一组。
- 动作一定要匀速缓慢。
- 拉伸的最大程度自己控制。应当做到对侧肩颈有拉伸感，但不疼痛。保持 30 秒后，脑袋可以自主回到正中位置，而不是感觉"卡住""回

扫描二维码，观看"长征去痛十八式之第一式：引颈称快"的示范动图。

不去了"。如果出现这种情况，可用双手轻柔辅助；以后再做可减小幅度、减少保持的时间。

▶▶ 第二式：额手相庆

这是一个"成套"的动作，头部不动，向前、后、左、右 4 个方向去对抗手的力量，来锻炼肌肉。每个方向的动作中，头、手的位置并不动，就是在静止状态下感受相互对抗，肌肉"静态"用力。

- 预备姿势
- 抬头直视前方，上半身不动。头颈部自然、放松。
- 分解动作
- 步骤 1：用一只手抵住前额，尽量向前伸脖子去顶手。两个动作形成对抗，持续 10 秒。放松，恢复到预备姿势。重复 3 次为一组。
- 步骤 2：左手顶住脑袋左侧。脑袋用力去顶手。同时左手使劲，尽量不让脖子伸出来。保持对抗状态 10 秒。然后放松，恢复预备姿势。
- 步骤 3：右手顶住脑袋右侧，同样动作保持 10 秒，放松复位。
- 步骤 2 和步骤 3 左右两侧交替进行，分别重复 3 次为一组。
- 步骤 4：一只手（也可双手）撑于颈后，尽量向后伸脖子去顶手。持续 10 秒，放松。重复 3 次为一组。

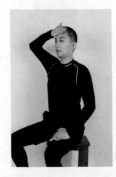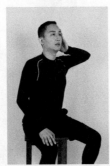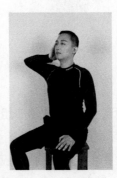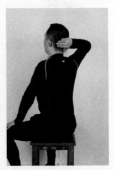

扫描二维码，观看"长征去痛十八式之第二式：额手相庆"的示范动图。

- **动作要领**
- 前方：不应该勾脖子，脖子还是保持正直，用力但不变形。
- 侧方：不要侧弯，用力但不变形。
- 后方：向后用力，是水平向后，注意不要变成仰头。做的时候如果搞不清楚，就提醒自己时刻保持收下巴的状态。

▶▶ 第三式：探头探脑

现在越来越多的年轻人出现颈椎变直，很大一部分原因就是手机看多了，而最简单的拯救方法就是：少看手机，多锻炼。接下来这招"探头探脑"，来自麦肯基颈椎康复锻炼法。

- **预备姿势**
- 平视前方，头部放松。
- **分解动作**
- 步骤 1：慢慢向前平移头部。到前伸的极限，直到颈部感觉到明显的拉伸感。保持 3 ～ 5 秒。
- 步骤 2：慢慢收回下巴，回到预备姿势。
- 步骤 3：双手放于下巴，辅助头部慢慢后移，至后伸的极限。无法移动后，保持 3 ～ 5 秒。

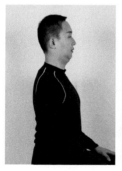 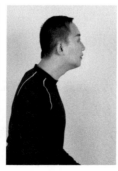 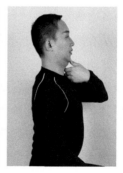

扫描二维码，观看"长征去痛十八式之第三式：探头探脑"的示范动图。

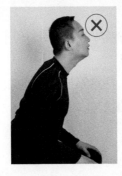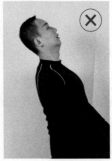

- 步骤 4: 慢慢恢复至预备姿势。
- **动作要领**
- 一伸一缩算 1 次。每组 6 次,每天 3 组。
- 不要翘下巴。
- 身体不要跟着前倾、后仰,始终保持正直。上图为错误示范。
- 向后移用双手或单手辅助,也可以不用。多数情况下,用手辅助可以比不用手帮忙走得更远一点。

▶▶ 第四式: 左顾右盼

伏案工作的朋友、通勤路上长时间刷手机的朋友,颈椎喊痛是常事! 这招"左顾右盼"专打"颈痛小怪兽"。它的实质是"颈椎旋转练习"。

- **预备姿势**
- 抬头直视前方,上半身不动。
- **分解动作**
- 步骤 1: 头慢慢向右旋转,到达最远位置后,保持 5 ～ 10 秒。
- 步骤 2: 慢慢回到预备姿势。
- 步骤 3: 慢慢向左旋转,到达最远位置,保持 5 ～ 10 秒。
- 步骤 4: 回到预备姿势。

扫描二维码,观看"长征去痛十八式之第四式:左顾右盼"的示范动图。

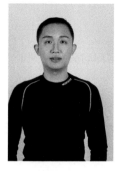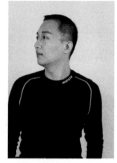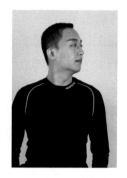

- **动作要领**
- 重复 5 次为一组，4 组。
- 不要抬下巴或仰头。下图是错误示范呦！
- 不要向前探头，或者肩膀、身体转动。
- 动作要"慢""远"。这个动作并不难，锻炼要点在于慢、匀速，全程要有良好的控制。身体不动的情况下，慢慢尝试加大转动的幅度。注意循序渐进，不强求。

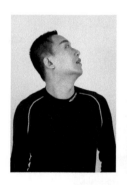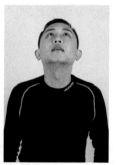

▶▶ **第五式：仰望星空**

这招同样是来自麦肯基颈椎康复锻炼中的一招。
- **预备姿势**
- 端坐，平视前方。

- 分解动作
- 步骤1：慢慢抬起下巴，后仰头部。
- 步骤2：保持头部后仰的基础上，慢慢向右侧转动头部。到最大限度，保持3秒。
- 步骤3：慢慢转头，回到正中。
- 步骤4：保持头部后仰的基础上，慢慢向左转头，在最远处保持3秒。
- 步骤5：慢慢转回正中，再慢慢回到预备姿势。
- 动作要领

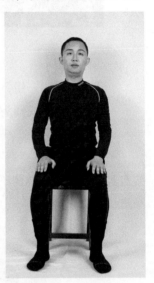

- 左转、右转完成算1次。每组5次，每天3组。
- 不要耸肩。
- 后仰、左右转复位，都要缓慢，有控制，并尽量做到最大限度。颈部肌肉薄弱的人，可能没法长时间保持后仰状态。做完一侧，就恢复到预备姿势；稍作休息再做另一侧，也是可以的。
- 后仰、转头的过程中，如果觉得脖子撑不住，可以用手托住后脑勺，先转正、再恢复头部直立，不要因为不舒服、紧张而乱动、乱甩头，否则会造成颈部肌肉拉伤。

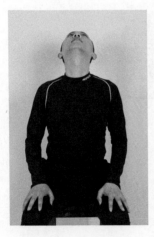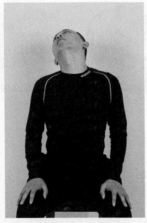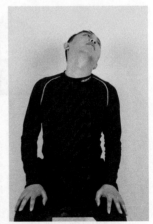

扫描二维码，观看"长征去痛十八式之第五式：仰望星空"的示范动图。

▶▶ 第六式：坐式弯曲

研究表明，腰背核心训练可以增强患者腰椎稳定性、平衡性和协调能力，是有益于腰痛患者的。坐式弯曲，是麦肯基腰椎疗法中的一项，简单易学，对于腰痛患者具有较好的疗效。

- **预备姿势**
- 坐于床缘或者牢固的凳子上。双脚与肩同宽，双手放于膝上。
- **分解动作**
- 步骤1：逐渐向前弯腰，双手沿小腿向下。
- 步骤2：继续向下弯腰，双手抓住脚踝，或者触摸脚边的地面。腰背部出现拉伸感，保持3～5秒。
- 步骤3：逐渐抬起身体，恢复预备姿势。

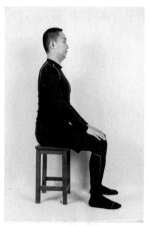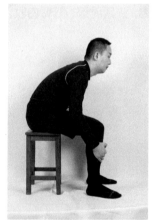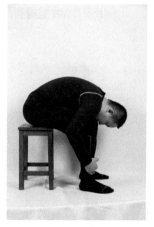

- **动作要领**
- 每组5～6次，每天3～4组。
- 由于弯腰动作对于腰椎有较大压力，麦肯基疗法建议在进行屈膝平卧

扫描二维码，观看"长征去痛十八式之第六式：坐式弯曲"的示范动图。

等练习后再学习此动作。同时，在练习此动作后，可以向后伸展腰部来平衡。

● 老年患者如感腰痛加重，应马上停止此锻炼。

▶▶ 第七式：蓄势待飞

这招"蓄势待飞"，本质上是让肩胛收缩、锻炼肩胛内侧的大小菱形肌。这两块肌肉健壮了，会稳定肩胛骨，对抗我们平时"抱肩""缩成一团"带来的肩背痛。

● 预备姿势

● 下沉双肩，双手握拳收于腰间，拳眼向外（你也可以理解成掌心向上、手背朝着地面）。

● 分解动作

● 步骤1：放松肩背肌肉，胳膊肘向外打开，离身体1～2拳距离。保持5秒。

● 步骤2：放松，恢复预备姿势。

● 步骤3：收缩肩背肌肉，夹紧肘部、双臂内收，贴于身体两侧。保持5秒。

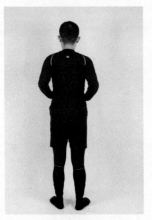 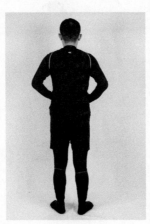 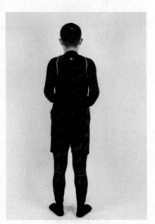

● 动作要领

● 一张一收是1次，重复10次算一组，做3组。

扫描二维码，观看"长征去痛十八式之第七式：蓄势待飞"的示范动图。

- 避免耸肩。有耸肩坏习惯的，可以有意识想着下背部发力，把肩胛骨"拉下去"。
- 全程背部挺直，不要驼背。

▶▶ **第八式：背部训练**

要不要来个更简单易学的动作？国外有种叫"back burn"的动作来锻炼背部肌肉，同时帮助打开紧绷的胸部肌肉，让我们看看怎么做。

- **预备姿势**
- 背靠墙站立，脚跟离墙 5 ～ 10 cm。手臂靠墙，与肩平齐。保持手臂接触墙壁。
- **分解动作**
- 步骤 1：以肩关节为圆心，慢慢转动双臂。你可以想象双臂就是石英钟的时针、分针在走动，直到伸直的双手位于头正上方。
- 步骤 2：再逐渐原路返回到肩膀水平。

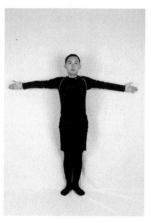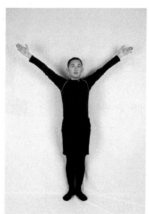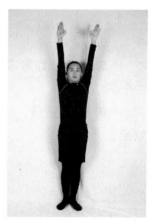

- **动作要领**
- 每组 10 次，每天 4 组。

扫描二维码，观看"长征去痛十八式之第八式：背部训练"的示范动图。

• 整个过程保持肩部放松，不要耸肩。

▶▶ 第九式：亲密无间

研究发现，低头45°，颈椎承受头部重量4倍的力量，约22千克，以中国幼儿标准体重作为参照，相当于脖子上坐了个6岁的小娃娃。对于腰椎研究发现，身体前倾时，腰椎承受自身2倍多的外力，约150千克，相当于2个成年男性的体重。所以，保持正确的站姿相当重要。接下来，陈教授继续教大家一招——靠墙站，与墙面来一个亲密接触。

• **预备姿势**
• 靠墙站立，直视前方。
• **分解动作**
• 步骤1：后脑勺、肩膀、臀部、小腿肚、脚后跟贴着墙。
• 步骤2：两肩保持水平。
• 步骤3：腰部与墙壁保持1～1.5个手掌距离。
• **动作要领**
• 5～10分钟为宜，不宜超过半个小时。
• 需持续坚持，长期才会有效果。

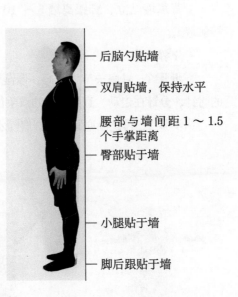

— 后脑勺贴墙

— 双肩贴墙，保持水平

— 腰部与墙间距1～1.5个手掌距离
— 臀部贴于墙

— 小腿贴于墙

— 脚后跟贴于墙

▶▶ 第十式：直立体前屈

直立位体前屈主要锻炼背部肌肉的伸展性，脊柱、腰部和髋关节的柔韧性，大腿和小腿后部肌肉的伸展性，以及肩部肌肉和肩关节的伸展性和

扫描二维码，观看"长征去痛十八式之第九式：亲密无间"的示范动图。

柔韧性。

- **预备姿势**
- 双腿与肩同宽，双手放于身体两侧。挺直腰背。
- **分解动作**
- 步骤1：逐渐向前弯腰，双手下伸。
- 步骤2：双手慢慢达到最低点。整个背部、髋部最大限度向前弯曲。在这个位置上保持5秒。
- 步骤3：逐渐起身，恢复至预备姿势。

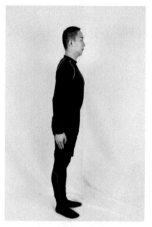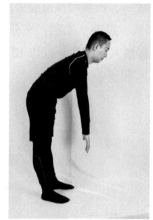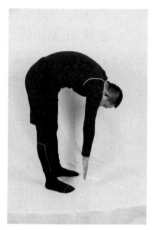

- **动作要领**
- 动作缓慢。
- 双腿绷直，膝关节不要超过脚趾尖，双手尽量下伸。
- 前屈时尽量保持腰部水平，注意弯腰幅度不要太大。
- 每天3～4组，每组3～5次。
- 老年患者及手术患者，如果在锻炼过程中出现疼痛，要适"痛"而止。一做就"痛"，或无法完成的，可以采用前面介绍的其他动作锻炼，如靠墙站等。体弱者、有低血压病史者和老年人等，一开始做最好有人保护，避免引起低血压晕倒。

扫描二维码，观看"长征去痛十八式之第十式：直立体前屈"的示范动图。

▸▸ 第十一式：猫和骆驼

● **预备姿势**
● 双手、双膝撑地，与肩同宽。背部自然伸展。头颈部与背部在一条线上。

● **分解动作**
● 步骤1：猫式。头颈部放松，自然下垂。背部整体拱起，形成一个漂亮、连贯的拱形，像一只弓背的猫。保持10秒。
● 步骤2：从猫式慢慢放松，恢复到预备姿势。
● 步骤3：骆驼式。仰头、挺胸、塌腰，充分后伸整个脊柱，形成双峰骆驼一样的形态。"骆驼"到最大限度后，保持10秒。
● 步骤4：慢慢放松，回到预备姿势。

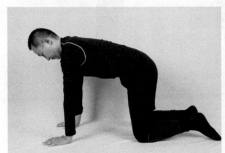 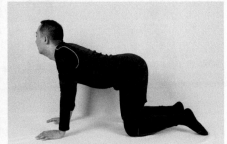

● **动作要领**
● 从预备开始，一个猫式和一个骆驼式算1次，重复6次为一组，做4组。
● 整个过程收紧肚子，不要让肚子掉下来。
● 不要耸肩，始终放松肩部。
● 无论猫式还是骆驼式，要弯到自己的最大限度。
● 预备式-猫式/骆驼式-预备式，要缓慢，尽可能连贯，不要做猛收猛放的舞蹈动作。

▶▶ 第十二式：猎鸟犬式

很多招式用动物命名，是因为这些动物的形态、动作与招式相似。猎鸟犬式却有点奇怪，因为狗狗不会做出这样的姿势呀！但如果你去找找猎鸟犬的照片，会发现还是有点近似的地方：身姿挺拔。

- **预备姿势**
- 双手与双膝着地，手臂、大腿与地面垂直，背部水平。
- **分解动作**
- 步骤1：呼气，缓慢抬起右腿并伸直，注意右腿高度不应超过背部。同时，向正前方抬起左臂至水平。
- 步骤2：保持该姿势3~5秒。
- 步骤3：吸气，同时放下手脚，返回起始姿势。
- 步骤4：呼气，换左腿与右臂抬起。

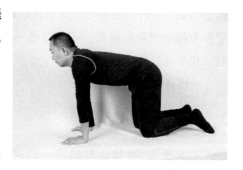

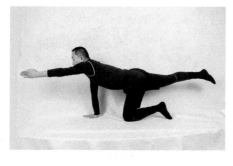
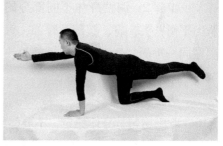

- **动作要领**
- 一般8~12个为一组，一次可完成2~4组。
- 切记：腰背核心肌群锻炼的目的是预防腰痛，而不是治疗腰痛。所以一定不要在腰痛发作期锻炼哦！

扫描二维码，观看"长征去痛十八式之第十二式：猎鸟犬式"的示范动图。

▶▶ 第十三式：平板支撑

平板支撑是公认的锻炼核心肌群最简单、有效的方法。虽然很多人都听过，可能也做过平板支撑，但真要做好一个标准的平板支撑并不容易——肩关节不能过度借力，肚子不能掉下来——并非只要手脚撑地、身体其他部分离开地面就叫"平板支撑"。

颈肩腰背疼痛发作（也就是医生说的"急性期""发作期"）的时候，不要做平板支撑。有相关毛病、术后、年龄大的人，在不痛的时期，可以考虑逐步尝试，一开始最好有人帮着托住腹部或者臀部、减轻自重，这样更安全。已经有腰椎滑脱的患者，不建议做平板支撑。孕妈妈们哪怕有丰富的运动经验，也不建议做平板支撑。

- 预备姿势
- 趴着，胳膊肘撑在地毯上，上臂垂直于地面，脚尖点地。
- 分解动作
- 步骤1：收紧全身肌肉，把身体离开地面。

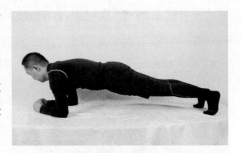

- 步骤2：调整身体不同部分的肌肉平衡，头、肩、腹部、臀部、大腿在同一平面，侧面看上去就像一块"板"。
- 动作要领
- 呼吸均匀，身体稳定，不要憋气或者晃来晃去。
- 一般推荐保持60秒。如果做不到，就先做5秒、10秒也行，慢慢增加。
- 建议每次训练4组，每组之间休息不超过20秒。

扫描二维码，观看"长征去痛十八式之第十三式：平板支撑"的示范动图。

▸▸ 第十四式：侧板支撑

侧板支撑，跟平板支撑相比，只有两个支撑点——一侧手肘和同侧脚，因而更难做。侧板支撑对腹外斜肌的锻炼非常有效，是平板、卷腹这类动作没法达到的。

颈肩腰背痛的患者急性期不能做侧板；腰椎滑脱的患者也不建议做侧板。如果有运动经验的孕妈妈们还想做些活动，侧板是可以尝试的，但要务必注意保持平衡。

- **预备姿势**
- 侧卧，右肘关节弯曲支撑于地面上，右脚侧面着地。
- **分解动作**
- 步骤1：收紧全身肌肉，把身体推离地面。
- 步骤2：调整全身肌肉平衡，头部、背部、腹部、臀部到腿，保持在同一平面，收紧腹部，侧面看上去是个漂亮的三角形。
- **动作要领**

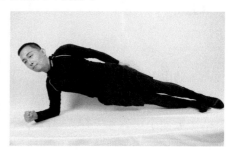

- 保持呼吸均匀，身体不晃动。
- 坚持10秒，建议每次训练3组。左右交替完成。
- 如果实在撑不住，先试试用膝盖代替脚面撑住。

▸▸ 第十五式：小鸡啄米

此式着重锻炼颈部后面的肌群。这些肌肉大部分是小肌肉，适合温和、有控制、长期的锻炼。

扫描二维码，观看"长征去痛十八式之第十四式：侧板支撑"的示范动图。

- **预备姿势**
- 俯卧位（趴着），用胳膊肘撑在地毯或瑜伽垫等稍软的衬垫上。身体放松，脚、腿的姿势没有特别要求。头颈部自然伸直，下巴微伸。
- **分解动作**
- 步骤 1：低头，用下巴尽量靠近胸口，感觉到脖子后面有拉伸感。
- 步骤 2：在最低点保持 5 秒。
- 步骤 3：抬头，下巴转向上；到最高点，保持 5 ～ 10 秒。
- 步骤 4：慢慢放松，恢复预备姿势。

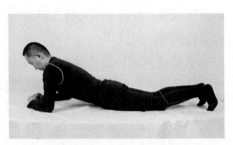

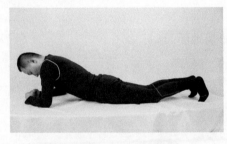
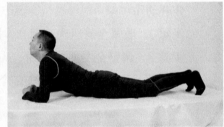

- **动作要领**
- 重复 5 次为一组，做 3 组。
- 要像小鸡啄米一样，一口一口，慢慢来，切忌动作太快，一定要有控制。搞成摇滚乐手那种"甩头"动作，就不是锻炼，而是损伤了。
- 头仰到最高点后，可以体会下颈后部的发力感。上背部中间、脊柱两侧的肌肉也会参与。如果只能感到脖子发力，可以逐渐尝试进一步仰头，让背部肌肉参与进来。

扫描二维码，观看"长征去痛十八式之第十五式：小鸡啄米"的示范动图。

▶▶ 第十六式：小燕飞

小燕飞，顾名思义，通过模拟燕子飞行姿势，充分锻炼腰背部的肌肉和韧带，维持腰椎局部的力学稳定性，缓解腰背痛。

- **预备姿势**
- 趴在床上，头放正，胳膊"贴"住身体两侧，双脚并拢，双腿绷直。
- **分解动作**
- 步骤1：2秒内，上半身和双腿同时抬起，保持"飞"的状态3～5秒。
- 步骤2：再用2秒放下。
- 步骤3：稍停3～5秒，再做下一个。

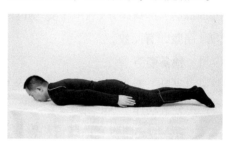

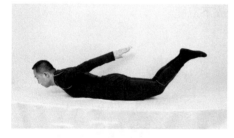
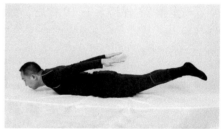

- **动作要领**
- 10个为一组，共3组。做不到可以减到5个一组。
- 整个过程均匀呼吸，不要憋气，理论上最合适的呼吸节奏是：吸气的同时抬起，保持"飞"的过程吐气、吸气，再吐气放下，吸气、吐气一次，再吸气抬起做下一个。
- 不要耸肩！把肩膀向腰的方向拉，不要向头的方向拉。
- 动作速度不要过快，否则肌肉、韧带得不到充分锻炼，且易疲劳。

扫描二维码，观看"长征去痛十八式之第十六式：小燕飞"的示范动图。

- 一开始"飞"的高度不需太高，熟练以后可尝试胸口、大腿面离开地面。

▸▸ **第十七式：仰卧屈膝**

国外研究发现，慢性腰痛患者腰部肌肉脂肪浸润较多，代谢活动较低，收缩强度也相对较低。同时，另有研究显示，具有一定强度的训练被证明是一种可行、耐受性好、有效的慢性腰痛治疗方式。研究表明，经过一定强度的训练后，疼痛评分（NPRS）、功能障碍评分（ODI）、运动能力等均有改善。仰卧屈膝即有此效。

- **预备姿势**
- 平卧，双手放于身体两侧，全身放松。
- **分解动作**
- 步骤1：同时弯曲膝盖和臀部，将腿向胸部方向尽可能地抬高，大腿与床面保持90°垂直。
- 步骤2：保持5～10秒后，缓缓放下双腿。

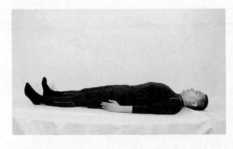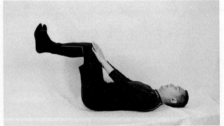

- **动作要领**
- 每组做15个，做3组。
- 动作要慢，不应过快。
- 大腿与床面保持90°垂直。

扫描二维码，观看"长征去痛十八式之第十七式：仰卧屈膝"的示范动图。

第十八式：桥式运动

桥式运动，顾名思义，把自己拗成一座桥的造型，锻炼腰背肌群。

- **预备姿势**
- 仰躺，两腿、两脚分开，两只脚之间的距离可参考自己的骨盆（大胯），膝盖弯起来；头、脖子、手自然放松。
- **分解动作**
- 步骤1：慢慢地抬起屁股、腰，直到从胸口、肚子到膝盖成一条线，完全绷直。

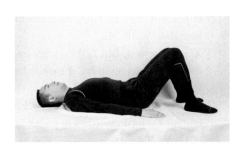

- 步骤2：在这个桥式状态，保持3～5秒。
- 步骤3：慢慢放下身体，恢复到预备姿势。
- **动作要领**
- 重复10次为一组，做3组。

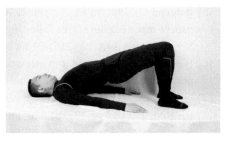

- 动作不要太快，也不要太大！太快太猛，会导致腰椎压力大，不利于锻炼腰肌，没准儿还会受伤。
- 注意区分：小燕飞的动作要并拢双脚，而桥式要分开双脚。打开双腿，下肢与地面构成一个三角形，身体整体会更稳定。并腿情况下，要求更好地身体控制性，基础不好的人容易身体晃动。桥式运动里并拢双脚，不利于下肢发力，会使锻炼效果打折扣。
- 身体要绷直，要把小腹抬到最高点。如果动作完成不标准，则腰背肌锻炼不充分。
- 若处于腰疼急性期，先不要进行锻炼，还是以卧床休息为主。对于腰椎术后患者，一般在术后1个月开始逐步进行功能锻炼。

扫描二维码，观看"长征去痛十八式之第十八式：桥式运动"的示范动图。

参考文献

[1] Sterling M, Zoete R, Coppieters I, et al. Best evidence rehabilitation for chronic pain part 4: neck pain[J]. J Clin Med, 2019,8(8):1219.

[2] Popescu A, Lee H. Neck pain and lower back pain[J]. Med Clin North Am, 2020 Mar,104(2):279-292.

[3] Xie Y, Szeto G, Dai J. Prevalence and risk factors associated with musculoskeletal complaints among users of mobile handheld devices: a systematic review[J]. Appl Ergon, 2017, 59:132–142.

[4] Gustafsson E, Thomée S, Grimby-Ekman A, et al. Texting on mobile phones and musculoskeletal disorders in young adults: a five-year cohort study[J]. Appl Ergon, 2017, 58:208–214.

[5] Behrend C , Prasarn M , Coyne E , et al. Smoking cessation related to improved patient-reported pain scores following spinal care[J]. The Journal of Bone and Joint Surgery, 2014, 94A(23):2161-2166.

[6] Hansraj K K. Assessment of stresses in the cervical spine caused by posture and position of the head[J]. Surg Technol Int, 2014 Nov, 25:277-279.

[7] Nachemson A L. Disc pressure measurements[J]. Spine, 1981, 6(1):93-97.

[8] RussoM, Deckers K, Eldabe S, et al. Muscle control and non-specific chronic low back pain[J]. Neuromodulation, 2018, 21(1):1-9.

[9] Geneen L J, Moore R A, Clarke C, et al. Physical activity andexercise for chronic pain in adults: an overview of cochrane reviews[M]. John Wiley & Sons, Ltd, 2014.

[10] Sions M. Trunk muscle characteristics of the multifidi, erector spinae, psoas, and quadratus lumborum in older adults with and without chronic low back pain[J]. J OrthopSports Phys Ther, 2017, 47(3): 173-179.

[11] Ranger T A. Paraspinal muscle cross-sectional area predicts low back disability but not pain intensity[J]. Spine J, 2019, 19(5): 862-868.